診療放射線技師国家試験出題基準に基づく国家試験対策シリーズ **3**

診療放射線技師学生のための
なんで なんで？
どうして？
－ 放 射 線 生 物 学 －

熊谷 孝三 編著
広島国際大学名誉教授

医療科学社

著者略歴

熊谷 孝三 （くまがい こうぞう）

広島国際大学名誉教授（工学博士）

九州大学大学院工学府エネルギー量子工学博士後期課程修了

厚生労働省診療放射線技師国家試験委員、日本高等教育評価機構大学機関別認証評価員

広島国際大学客員教授・大学院総合人間研究科長・保健医療学部長・診療放射線学科長、九州大学医学部非常勤講師、京都医療科学大学医療科学部非常勤講師 , 三次看護専門学校非常勤講師、（一社）日本ラジオロジー協会理事、（公社）日本放射線技術学会理事、（公社）日本放射線技術学会放射線治療分科会会長、（公社）日本放射線技術学会第 62 回総会学術大会大会長、日本放射線治療専門放射線技師認定機構理事長、全国国立病院療養所放射線技師会理事、（公社）福岡県放射線技師会副会長、放射線治療研究会代表世話人、日本放射線治療品質管理機構理事などを歴任

第 57 回保健文化賞、厚生労働大臣表彰、福岡県知事表彰、福岡市長表彰、（公社）日本放射線技師会会長表彰、（公社）日本放射線技師会中村学術賞、（公社）日本放射線技術学会梅谷賞、（公社）日本放射線技術学会学術賞など受賞多数

はじめに

　本書『診療放射線技師学生のためのなんで なんで？ どうして？ー放射線生物学ー』は、診療放射線技師国家試験出題基準に基づいた放射線生物の国家試験対策本です。

　診療放射線技師になるためには大学や専門学校を卒業し、国家試験に合格しなければなりません。病院で患者の命に関係する診療を行うためには、国家試験の合格を最優先して目指す必要があります。大学等では放射線生物学は専門基礎科目です。座学教育を受けて臨床実習（臨地実習）に臨むことになります。

　かつて、大学生から「専門基礎科目の知識をどうしたら覚えられますか」と尋ねられたことがあります。この時は、どうすれば学生にわかっていただけるであろうかと考えさせられました。このことを考え、工夫した参考書が本書です。「診療放射線技師国家試験基準」に基づいて執筆し、平易な文章・図・表を多用しています。会話形式でわかりやすく書いたつもりです。本書で実力がつき、国家試験の合格点を確保できるようになることは間違いありません。

　そこで、皆さんに守って頂きたいルールがあります。本書を少なくとも 3 回読み、解答がなんでこうなるのかということを覚えてください。知識の習得に際して「私は暗記が苦手だ」と思わずに、「なんで」ということを考えて暗記してください。

　人間は人生の中で「もっと勉強をしとけばよかった」と思う時期があります。それは「今」です。この気持ちを大切にし、人生の道を間違えないようにしてください。

　また、社会人として患者の診療を行っている診療放射線技師の方々も、本書によって不足した知識を補って頂きたいと思います。患者の診療で「知らなかった」ということがないように専門知識を学習して頂きたいのです。本書を学ぶほどに放射線生物の知識の深い診療放射技師の姿が見えてくることでしょう。

　最後に、本書の出版にあたり、ご尽力いただいた医療科学社編集部の齋藤聖之氏にお礼を申し上げます。

2022 年 1 月

著者　熊谷孝三

本書の学び方 1

○ 学生 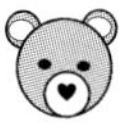 の質問に、くま先生 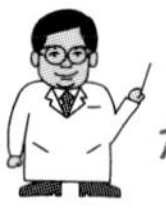 がどんどん答えるよ。

○ 本文を節ごとに読んだ後は、問題を解こう！

国家試験問題 出題基準に対応

1. 放射線の細胞に対する作用

章 INDEX

A. 物理学的過程

a. 紫外線と電離放射線

対話形式で わかりやすい

 放射線ってなぁ〜に？

放射線は光の仲間だよ。
原子核が壊れる時などに放出される高速の粒子や高いエネルギーを持った電磁波を放射線っていうのだよ。
放射線は目に見えない、耳に聞こえない、当たっても感じない、味がない、匂いがないのだよ。
波長が短いのが放射線でエネルギーが高く、波長が長いのが電波なのだよ。
人間の目に見えるのが可視光線といわれ、色の境界は人の目によって違って見えるよ。

実践的な問題

【問題 1】 非電離放射線はどれか。2 つ選べ。
　　1. 赤外線
　　2. 近紫外線
　　3. β 線
　　4. γ 線
　　5. X 線

ポイントを おさえた解説

【解説 1】
1. 赤外線　　　　→ ○
2. 近紫外線　　　→ ○
　　非電離放射線に分類される電磁波として近紫外線、可視光、マイクロ波、低周波がある。可視光や近紫外線は物質と電離を起こすとラジカル反応を促進させる。紫外線は電離を起こすが、例外的に非電離放射線に入る。
3. β 線　　　　→ ×
4. γ 線　　　　→ ×
5. X 線　　　　→ ×

注) 【解説】の○×は、記述内容の正しいものを○、正しくないものを×としています。
　　【問題】の「正しいものはどれか」「誤っているものはどれか」「あるものはどれか」「ないものはどれか」に対しての○×ではありません。

右側INDEX（縦書き）:
1. 放射線の細胞に対する作用
2. 放射線の人体への影響
3. 放射線の生物学的効果と放射線治療
4. 練習問題

赤いシートを
活用しよう！！

1. 放射線の細胞に対する作用

A. 物理学的過程

a. 紫外線と電離放射線

放射線ってなぁ～に？

放射線は光の仲間だよ。
原子核が壊れる時などに放出される　　　　　や高いエネルギーを持った　　　を放射
線っていうのだよ。
放射線は　　　　　、　　　　、　　　　、　　　　、　　　　　
のだよ。
波長が　　　のが放射線でエネルギーが　　　、波長が長いのが電波なのだよ。
人間の目に見えるのが　　　　　といわれ、色の境界は人の目によって違って見えるよ。

重要な用語を
覚えよう

付録
透明赤シート

【問題 1】 非電離放射線はどれか。2 つ選べ。
1. 赤外線
2. 近紫外線
3. β 線
4. γ 線
5. X 線

問題を解いて
解説で確認しよう

【解説 1】
1. 赤外線　　　　　→
2. 近紫外線　　　　→

非電離放射線に分類される電磁波として近紫外線、可視光、マイクロ波、低
周波がある。可視光や近紫外線は物質と電離を起こすとラジカル反応を促進
させる。紫外線は電離を起こすが、例外的に非電離放射線に入る。

3. β 線　　　　　　→
4. γ 線　　　　　　→
5. X 線　　　　　　→

本書の学び方 2

○ 練習問題は全部で 106 問！
○ 国家試験レベルの練習問題に挑戦し、実力を確認しよう。
○ 問題を 3 回解いて解答を覚えよう！

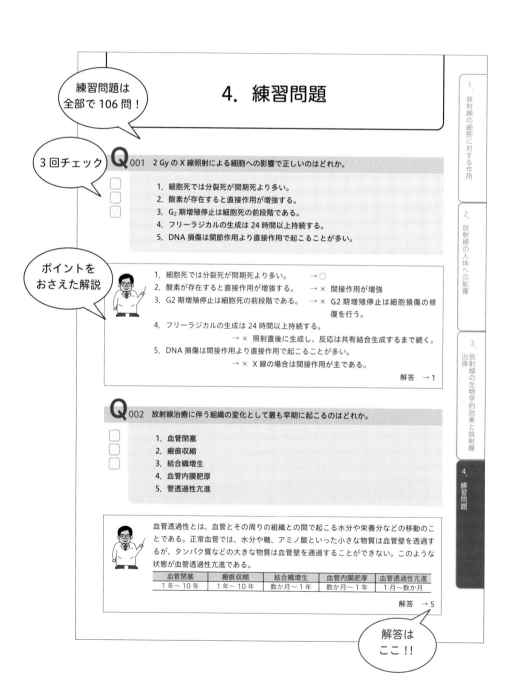

練習問題は
全部で 106 問！

3 回チェック

4. 練習問題

Q 001 2 Gy の X 線照射による細胞への影響で正しいのはどれか。

1. 細胞死では分裂死が間期死より多い。
2. 酸素が存在すると直接作用が増強する。
3. G₂ 期増殖停止は細胞死の前段階である。
4. フリーラジカルの生成は 24 時間以上持続する。
5. DNA 損傷は間接作用より直接作用で起こることが多い。

ポイントを
おさえた解説

1. 細胞死では分裂死が間期死より多い。　　　→ ○
2. 酸素が存在すると直接作用が増強する。　　→ × 間接作用が増強
3. G2 期増殖停止は細胞死の前段階である。　 → × G2 期増殖停止は細胞損傷の修
　　　　　　　　　　　　　　　　　　　　　　　　復を行う。
4. フリーラジカルの生成は 24 時間以上持続する。
　　　　　　　　　→ × 照射直後に生成し、反応は共有結合生成するまで続く。
5. DNA 損傷は間接作用より直接作用で起こることが多い。
　　　　　　　　　→ × X 線の場合は間接作用が主である。

解答 → 1

Q 002 放射線治療に伴う組織の変化として最も早期に起こるのはどれか。

1. 血管閉塞
2. 瘢痕収縮
3. 結合織増生
4. 血管内膜肥厚
5. 管透過性亢進

血管透過性とは、血管とその周りの組織との間で起こる水分や栄養分などの移動のことである。正常血管では、水分や糖、アミノ酸といった小さな物質は血管壁を透過するが、タンパク質などの大きな物質は血管壁を通過することができない。このような状態が血管透過性亢進である。

血管閉塞	瘢痕収縮	結合織増生	血管内膜肥厚	血管透過性亢進
1 年〜10 年	1 年〜10 年	数か月〜1 年	数か月〜1 年	1 月〜数か月

解答 → 5

解答は
ここ !!

1. 放射線の細胞に対する作用

2. 放射線の人体への影響

3. 放射線の生物学的効果と放射線治療

4. 練習問題

CONTENTS

著者略歴・ii ／はじめに・iii ／本書の学び方 1・iv ／本書の学び方 2・vi

1. 放射線の細胞に対する作用 ——————— 1

A. 物理学的過程 1
  a. 紫外線と電離放射線 1
  b. 電離作用 2
  c. 線エネルギー付与〈LET〉 4

B. 化学的過程 5
  a. 水の放射線分解 5
  b. フリーラジカル 6

C. 生化学的過程 7
  a. 直接作用と間接作用 7

D. 生物学的過程 8
  a. DNA 損傷と細胞への影響 8
  b. DNA 損傷の修復 9
  c. 相同組換え修復と非相同末端結合修復 10

E. 細胞死 11
  a. 分裂死と間期死 11
  b. ネクローシスとアポトーシス 11

F. 細胞の生存率曲線 12
  a. 標的理論 12
  b. 直線―2 次曲線モデル〈LQ モデル〉 14

G. 細胞の放射線感受性 18
  a. 放射線高感受性細胞の特徴 18

H. 組織の放射線感受性 20
  a. 放射線感受性の決定因子 20
  b. 腫瘍組織と臓器の早期反応と後期反応 21

I. 突然変異 22
  a. 遺伝子突然変異 22
  b. 染色体異常 23

2. 放射線の人体への影響 ——————— 25

A. 組織・臓器への影響 25
  a. 造血臓器 25
  b. 生殖腺 26
  c. 水晶体 27
  d. 皮膚 27

　　　e．消化器 28
　　　f．神経組織 28
　B．大線量被曝による死 28
　　　a．骨髄死 28
　　　b．腸管死 29
　C．確定的影響と確率的影響 30
　　　a．確定的影響 30
　　　b．確率的影響 31
　　　c．放射線のリスク 33
　D．内部被曝 33
　　　a．天然放射性核種、人工放射性核種 33
　E．放射線発癌 38
　　　a．しきい値なし仮説 38
　　　b．放射線によって誘発されやすい癌 38
　　　c．潜伏期 39
　F．放射線の遺伝的影響 39
　　　a．倍加線量 39
　G．妊婦の被曝と胎児への影響 40
　　　a．胎児の発育段階と放射線の影響 40

3．放射線の生物学的効果と放射線治療 ───── 43

　A．正常組織と腫瘍の放射線感受性 43
　　　a．正常組織の放射線感受性 43
　　　b．腫瘍の放射線感受性 44
　B．生物学的効果の修飾 45
　　　a．線質効果 45
　　　b．線量率効果 45
　　　c．分割効果 45
　　　d．酸素効果 46
　　　e．細胞周期 46
　　　f．抗悪性腫瘍薬 48
　　　g．分子標的薬 48
　　　h．放射線増感剤・防護剤 48
　C．分割照射 49
　　　a．分割照射の生存率曲線 49
　　　b．多（過）分割照射 50
　　　c．小（寡）分割照射 51
　D．分割照射と 4R 52
　　　a．回復（Repair）（亜致死障害から、潜在的致死障害から）.......... 52
　E．LET と生物学的効果 54

a. LET（線エネルギー付与）と RBE（生物学的効果比）の関係 ... 54
b. LET と OER（酸素増感比）の関係 56
c. LET と回復の大きさの関係 57
d. LET と放射線感受性の細胞周期依存度の関係 57
e. 低 LET 放射線と高 LET 放射線 57
F. 温熱療法（ハイパーサーミア） 58
a. ハイパーサーミアの生物学的効果 58
b. 放射線との併用効果 59

4. 練習問題 —————————————— 61

Q001 〜 Q106

1. 放射線の細胞に対する作用

A. 物理学的過程

a. 紫外線と電離放射線

放射線ってなぁ～に？

放射線は光の仲間だよ。

原子核が壊れる時などに放出される高速の粒子や高いエネルギーを持った電磁波を放射線っていうのだよ。

放射線は目に見えない、耳に聞こえない、当たっても感じない、味がない、匂いがないのだよ。

波長が短いのが放射線でエネルギーが高く、波長が長いのが電波なのだよ。

人間の目に見えるのが可視光線といわれ、色の境界は人の目によって違って見えるよ。

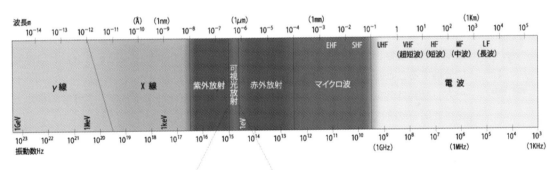

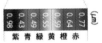

紫外線と電離放射線は何が違うの？

紫外線と電離放射線は同じラジカルを生成する作用があるよ。

違うところは、波長の違いによる体内の到達力に差があることだよ。

紫外線	・非電離放射線である。 ・可視光線よりも波長は長く、軟 X 線よりも波長は長い。 ・近紫外線（波長 200 〜 380 nm）、遠紫外線・真空紫外線（10 〜 200 nm）、極端紫外線（10 〜 121 nm）がある。 ・電離能力は放射線に比べて弱いが、タンパク質を変性させる。 ・発癌の原因となるラジカルを発生させる。 ・体内の到達力が短く、皮膚表面だけに生物学的な影響を与える。 ・曝されると皮膚、目、免疫系へ急性または慢性の疾患を引き起こすことがある。
電離放射線	・電離作用があり、電離を起こすエネルギーが高い。 ・直接的または間接的に物質の原子や分子を電離、励起させる。 ・波長が非常に短い。 ・種類が多く、粒子線（α 線、β 線、中性子線、陽子線など）と電磁波（X 線、γ 線）がある。 ・物質と相互作用して光電効果、コンプトン効果、電子対生成、レイリー散乱、光核反応を起こす。

b. 電離作用

電離作用とは何なの？

電離は、放射線が物質中を通過する場合、その有するエネルギーによって原子が持つ軌道電子をはじき出して、陽電荷を帯びた状態の原子または分子（陽イオン）と自由電子に分離することだよ。
一方、励起は外側の軌道電子が内側の空の軌道に移ろうとするとき、余分なエネルギーを特性 X 線の形で放出するよ。

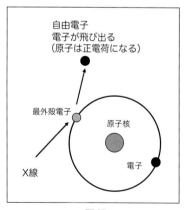

電離

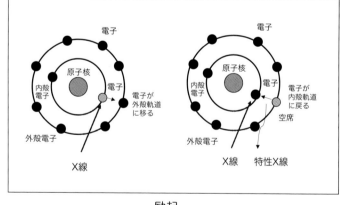

励起

放射線と物質との相互作用はどういうふうにして起こるの？

放射線と物質との相互作用は、物理的過程（10^{-13} 秒程度）、化学的過程（10^{-3} 秒程度）を経て生物的反応（数秒～数年）を起こしていくのだよ。

具体的には、放射線と物質の相互作用→ 光電効果・コンプトン効果・電子対生成→クーロン力、電離・δ 線・制動 X 線・光・熱→ 直接作用・間接作用→ DNA 損傷

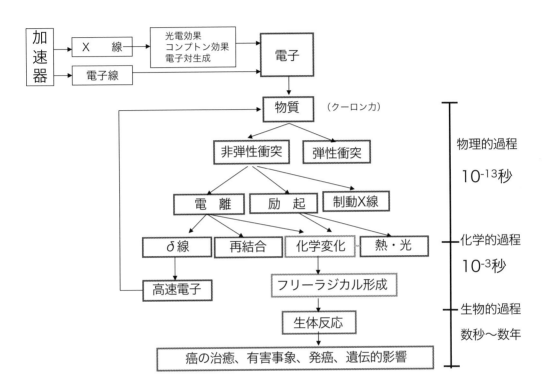

【問題 1】 非電離放射線はどれか。2 つ選べ。

1. 赤外線
2. 近紫外線
3. β 線
4. γ 線
5. X 線

【解説1】
1. 赤外線　　　→ ○
2. 近紫外線　　→ ○

　　　　　　　　非電離放射線に分類される電磁波として近紫外線、可視光、マイクロ波、低周波がある。可視光や近紫外線は物質と電離を起こすとラジカル反応を促進させる。紫外線は電離を起こすが、例外的に非電離放射線に入る。

3. β線　　　　→ ×
4. γ線　　　　→ ×
5. X線　　　　→ ×

c. 線エネルギー付与〈LET〉

線エネルギー付与って何のこと？

線エネルギー付与とは、荷電粒子の飛跡に沿って単位長さあたりに局所的に与えられるエネルギー量のことだよ。この単位は keV/μm であり、放射線の線質の違いを知る指標だよ。
LET放射線の特徴は次の通りだよ。

高LET放射線	α線、中性子線、陽子線
低LET放射線	X線、γ線、β線、電子線

	高LET放射線	低LET放射線
RBE（生物学的効果比）	大きい	小さい
OER（酸素増感比）	小さい	大きい
細胞周期依存性	小さい	大きい
線量率効果	小さい	大きい
放射線増感剤の効果	小さい	大きい
防護剤の効果	小さい	大きい
温度効果	小さい	大きい
相互作用	直接作用が主	間接作用が主
分割照射による回復	小さい	大きい
生存率曲線	肩が小さい	肩が大きい
DNA切断	DNA2本鎖切断が多い	DNA1本鎖切断が多い

【問題2】　低LET放射線にあてはまらないのはどれか。
1. 酸素効果が大きい。
2. 線量率効果が顕著である。
3. 生物学的効果比が大きい。
4. 放射線の直接作用よりも間接作用の寄与の方が大きい。
5. 放射線照射による正常細胞の生存率曲線には肩ができる。

【解説 2】
1. 酸素効果が大きい。　　　　　　　　　　　　　　　→ ×
2. 線量率効果が顕著である。　　　　　　　　　　　　→ ×
3. 生物学的効果比が大きい。　　　　　　　　　　　　→ ○
　　　　　RBE ＝（ある反応に必要な当該放射線の吸収線量）/（ある反応に必要な標準放射線の吸収線量）であり、高 LET 放射線の方が高い。
4. 放射線の直接作用よりも間接作用の寄与の方が大きい。　→ ×
5. 放射線照射による正常細胞の生存率曲線には肩ができる。　→ ×

放射線のエネルギー特性はどうなの？

放射線による細胞の標的は DNA だよ。

人間の $LD_{50/30}$ は 4 Gy 程度だよ。

$LD_{50/30}$ は、放射線の被曝後、ある特定時間内に大きな生物集団の 50% が死亡する線量だよ。

放射線に対する放射線感受性や放射線の線量効果をみる指標となるよ。

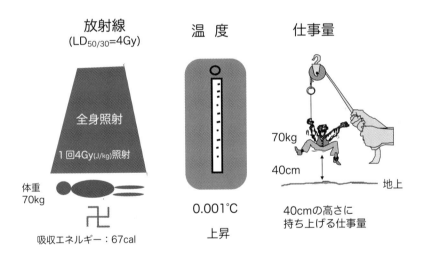

放射線
($LD_{50/30}$=4Gy)

全身照射

1回4Gy(J/kg)照射

体重
70kg

吸収エネルギー：67cal

温　度

0.001℃
上昇

仕事量

70kg

40cm

地上

40cmの高さに
持ち上げる仕事量

B. 化学的過程

a. 水の放射線分解

水の放射線分解でラジカルが発生するの？

放射線分解とは放射線が物質に当たって化学結合を破壊し、また、予期しない化学反応を引き起こすことをいうのだよ。

放射線と人の生物学作用には生体内の水が非常に関係しているね。

通常の分子は共有結合をすることにより安定しているのだよ。

共有結合で電子を 1 個失い不対電子となると、分子は不安定になり、非常に化学的な反応性に富むようになるよ。

b. フリーラジカル

水分子から発生するラジカルはどんなものなの？

フリーラジカルとは、不対電子を 1 つまたはそれ以上持つ分子、原子のことだよ。

放射線によって最も多く起こる反応は水の電離（イオン化）だよ。

水分子は放射線によって励起され、・OH ラジカルが生成するよ。

水分子の変化は、水の電離・解離が生じる第一段階、二次的な連鎖反応によりラジカルが生じる第 2 段階、生体分子との反応により障害をもたらす第 3 段階があるよ。

〈第一段階〉

$$H_2O \rightarrow H_2O^+ + e^-$$
$$H_2O \rightarrow H\cdot + \cdot OH$$

〈第二段階〉

$$H_2O^+ \rightarrow H^+ + \cdot OH$$
$$e^- + H_2O \rightarrow H\cdot + OH^-$$
$$e^- + H^+ \rightarrow H\cdot$$
$$e^- + nH_2O \rightarrow e^-_{aq} （水和電子）$$
$$H\cdot + \cdot OH \rightarrow H2_2O$$
$$HO\cdot + \cdot OH \rightarrow H_2O_2$$
$$H\cdot + \cdot H \rightarrow H_2$$

〈第三段階〉

$$RH + \cdot OH \rightarrow H_2O + R\cdot$$
$$RH + \cdot H \rightarrow R\cdot + H_2$$
$$R\cdot + O_2 \rightarrow ROO\cdot$$
$$ROO\cdot + RH \rightarrow ROOH + R\cdot$$

OH ラジカルは比較的長時間液中を浮游して、強い酸化剤として作用するのだよ。

電子 e^- は多数の水分子と反応し、水和電子が生成されて強い還元剤として作用するよ。

この反応性の強いラジカルや水和電子が、生体分子、特に核酸の DNA などに重大な傷害を与えるのだよ。

【問題 3】　分子に間接作用するのはどれか。2 つ選べ。

1.・H
2.・OH
3. システィン
4. グルタチオン
5. システアミン

【解説 3】

1.・H	→ ○	フリーラジカル
2.・OH	→ ○	フリーラジカル
3. システィン	→ ×	含硫アミノ酸の一種
4. グルタチオン	→ ×	トリペプチドの一つ
5. システアミン	→ ×	シスチン蓄積症などに作用する。システイン分解生成物

C. 生化学的過程

a. 直接作用と間接作用

放射線照射による直接作用と間接作用は何なの？

直接作用は放射線のエネルギーが標的分子に直接吸収されて障害を及ぼすことだよ。
間接作用は標的以外の分子が放射線のエネルギーを吸収しラジカル等の活性体をつくり、その活性体が標的分子と反応して障害を及ぼすことだよ。
活性酸素とは体内にある一部の酸素（水分子）が化学変化を起こしたもので、細胞膜や遺伝子を傷つけたり、タンパク質やコレステロールなどを酸化させたりする性質を持っているよ。

図中：
染色体内
DNA

G — C
A → T
T ← A
1 nm
C → G
A → T
C → G
損傷
G → C
A → T
3.4 nm
T → A
T → A
A → T
G → C
A → T
0.34 nm
10Å
20Å (ラジカルが障害を与える距離)

フリーラジカル生成
(活性酸素)

$OH \cdot$　H　イオン基
O　(H_2O^+)
H　存在時間10^{-10}sec

水(H_2O)

間接作用

放射線
電離・励起
陽子
電子

直接作用

放射線
電離・励起
陽子
電子

D. 生物学的過程

a. DNA 損傷と細胞への影響

DNA 損傷すると細胞はどうなるの？

放射線の標的は DNA だよ。
放射線を照射すれば、DNA 主鎖切断や塩基の障害を起こすようになるよ。主鎖切断には一本鎖切断と二本鎖切断があるよ。
一本鎖切断は標的の修復が可能であるが、二本鎖切断は修正エラーや修正不能を起こして突然変異や細胞の死をもたらすよ。
発癌や遺伝的影響に関係しているよ。

DNA への放射線作用は線質によって違うの？

X 線やγ線のような低 LET 放射線では直接作用による DNA 鎖切断、間接作用による種々の塩基への傷害を起こすよ。
中性子やα線などの高 LET 放射線による傷害のほとんどは直接作用が原因になるよ。

放射線による影響は、生体内の標的 DNA が存在する環境（温度、酸素濃度など）で異なるよ。

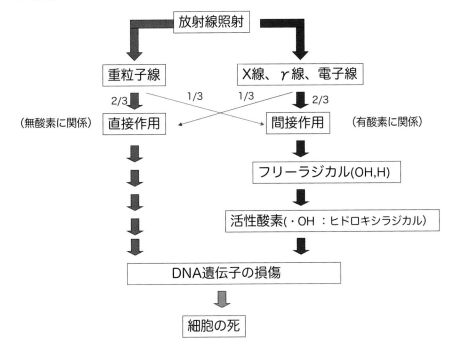

b. DNA 損傷の修復

DNA 損傷は修復することがあるの？

生物細胞には DNA 修復を行う機構が備わっているよ。

これらを DNA 修復機構、あるいは DNA 修復系と呼んでいるよ。

細胞の加齢や DNA 分子の損傷増大により、DNA 修復が DNA 損傷の発生に追いつかなくなると、不可逆的な休眠状態（細胞老化）、細胞の自殺（アポトーシス）、癌化が起こるよ。

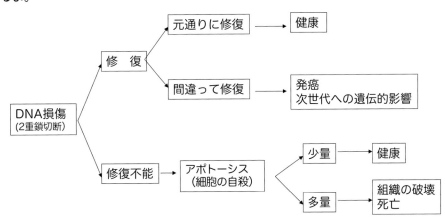

c. 相同組換え修復と非相同末端結合修復

相同組換えとは何なの？

相同組換えとは、生物が自ら制御して遺伝情報を再編成することだよ。

DNA の塩基配列がよく似た箇所で起きる組み替えだよ。

2 本鎖切断を受けた染色体 DNA が分解酵素により 1 本鎖部分が残るように切り出され、損傷を受けていない相同染色体 DNA との交叉が起こるよ。

その後、正しい遺伝情報に基づいた DNA 合成が行われ、最後に交差部分が切断され、再結合されていくよ。

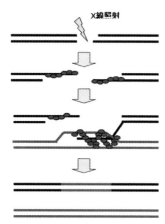

非相同末端結合とは何なの？

非相同末端結合とは、DNA 二重鎖切断の DNA 修復メカニズムだよ。

DNA 末端を直接繋ぎ合わせるため、相同組換えと異なり姉妹染色分体を必要とせず、すべての細胞周期内において機能するよ。

一方、DNA 末端の接合部において変異が起こりやすいのだよ。

DNA 破損で生じた二重鎖切断の修復のほか、抗体遺伝子の組換えシステムである V（D）J 組換え、クラススイッチ組換えで生じる DNA 二重鎖切断の結合も行うよ。

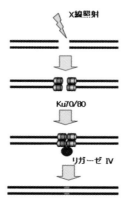

E．細胞死

a．分裂死と間期死

分裂死とは何なの？

放射線作用による多細胞生物の細胞死には分裂死（増殖死）と間期死があるよ。
分裂死は、細胞核内の DNA 障害によるもので、活発に細胞分裂している細胞が照射を
受けてから何回かの細胞分裂をした後に、無限増殖能を失って起こる死のことだよ。
細胞の分裂能の壊失を意味しているよ。

> 細胞分裂が盛んな細胞で起こる→幹細胞、芽細胞、癌細胞、培養細胞
> 放射線治療による細胞死は分裂死である。

間期死とは何なの？

間期死は、細胞分裂をすることなく不活性なまま、短時間で細胞が死ぬことだよ。

> 細胞分裂を行わない細胞→神経細胞、筋細胞
> 抹消リンパ球は成熟しており、分裂していないので低線量で間期死が起こる。

b．ネクローシスとアポトーシス

ネクローシスとは何なの？

細胞死には、ネクローシス（細胞壊死）とアポトーシス（積極的、機能的細胞死）の 2
種類があるのだよ。
ネクローシスは栄養不足、毒物、外傷などの外的環境要因により起こる受動的細胞死と
いわれているよ。いわゆる、虚血などの病理的要因による受動的な細胞死だよ。

アポトーシスとは何なの？

アポトーシスは多細胞細胞生物の細胞で増殖制御機構として管理・調節された能動的な
細胞死だよ。ほとんどの場合、DNA の断片化を伴い遺伝子によって制御されているの
だよ。いわゆる、プログラムされた細胞死とも呼ばれているよ。

ネクローシスとアポトーシスは何が違うの？

違いは次の通りだよ。

ネクローシス	アポトーシス
・病理的な細胞死	・プログラムされた細胞死 / 病理的な細胞死
・細胞内小器官の膨張	・核・細胞の凝縮と断片化
・DNA のランダムな断片化	・DNA の断片化
・細胞自体の膨張と破裂	・細胞膜ホスファジルセリンの露出
・長期間にわたり漸次進行	・アポトーシス小体の形成
・周辺組織に炎症反応が引き起こされる。	・短時間に進行
	・アポトーシス細胞・小体はマクロファージによって処理される。
	・炎症反応が起きない。

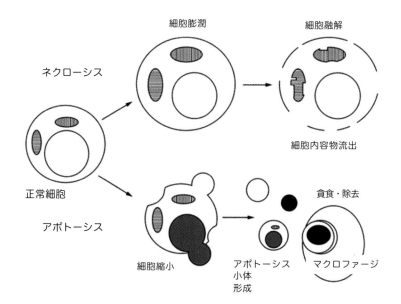

F．細胞の生存率曲線

a．標的理論

標的理論って何のことなの？

標的理論とは、細胞内には細胞の生存に重要で、かつ放射線の感受性の高い標的があり、この標的に放射線が照射され、電離などにより損傷を形成すると細胞死が起こることだよ。

標的理論の種類	特徴
1 標的 1 ヒットモデル	ヒットは、互いに独立して起こり、ヒットの起こる確率が低いのでポアソン分布を示す。
多重標的 1 ヒットモデル	
1 標的多重ヒットモデル	標的理論は酵素やウイルスではよく一致するが、高等生物の細胞では一致しない。
多重標的多重ヒットモデル	

1 標的 1 ヒットモデルの生存率曲線って何なの？

1 標的 1 ヒットの生存率曲線は下図の通りだよ。

横軸が線量、縦軸が生存率で自然対数で表されているよ。

標的数 r が 1 個で、その標的は 1 ヒットで不活化するであろうと仮定すれば、細胞が生き残るためにはヒット数はゼロでなければならないよ。

今、標的に平均 1 つのヒットを生じる線量 D_0（平均致死線量）を考えると、ある線量 D を照射するとヒットは平均していくつできるだろうかということになるよね。

それが D/D_0 で平均したヒットだよ。

生存率は $S = \exp(-D/D_0)$ で、線量 D が D_0 の場合に、$S = \exp(-1)$ となり、0.37 となるよ。すなわち、生存率は 37% ということだよ。

D_0 は小さい値ほど高い放射線感受性を示しているよ。

標的理論とは、細胞内には細胞の生存に重要で、かつ放射線の感受性の高い標的があり、この標的に放射線が照射され、電離などにより損傷を形成すると、細胞死が起こることになるね。

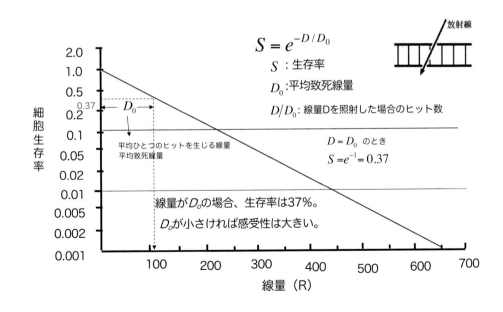

多重標的多重ヒットモデルの生存率曲線って何なの？

多重標的多重ヒットモデルの生存率曲線は下図の通りだよ。

多重標的多重ヒットモデルは、細胞に n 個の標的があり、それぞれの標的は 1 ヒットで不活化されると仮定しているのだよ。

その場合に生存率 S は、$S = 1 - (1 - \exp(-D/D_0))^n$ で表されるよ。

多重標的 1 ヒットモデル生存曲線は肩があり、生存曲線は直線にならないよ。この肩は、すべての標的が障害を受けると細胞は死ぬが、1 つでも障害を受けずに残るとその細胞は自ら修復して生き残るといわれるからなのだよ。

標的数 n は高線量域の直線部分の線量を外挿して求めることができるが、細胞周期において修復能力や標的数に差があり、実験値と理論値にかなり違いがあるのだよ。

この違いを受けて登場したのが、LQ モデルだよ。

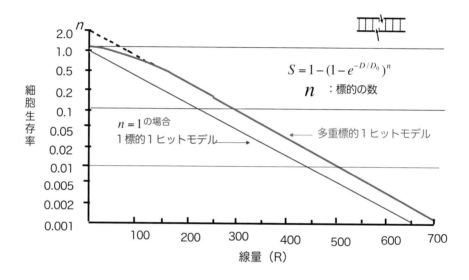

$$S = 1 - (1 - e^{-D/D_0})^n$$

n ：標的の数

$n = 1$ の場合
1 標的 1 ヒットモデル

多重標的 1 ヒットモデル

細胞生存率

線量（R）

b. 直線—2 次曲線モデル〈LQ モデル〉

多重標的 1 ヒットモデル生存率曲線になぜ肩ができるの？

LQ モデルでは、細胞死は線量に比例（αD）するものと細胞死は線量の二乗に比例（βD^2）するものがあるといわれているよ。

これは高 LET 放射線の場合に起こりやすくなり、αD が高くなり、α の値が β の値よりも大きくなるよ。

LQ モデルでは、不安定型染色体異常が 1 つできると細胞が死ぬものと仮定しており、DNA 損傷は放射線によって起こる 2 箇所の傷が必要になるのだよ。

DNA 損傷は、1 本の放射線で同時に 2 つの損傷を起こす場合と、それぞれの損傷が別々の放射線で生じる場合が考えられるのだよ。

生存曲線 S は、$S = e^{-(\alpha D + \beta D^2)}$ で表されるよ。

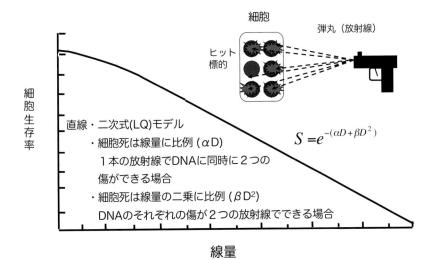

$$S = e^{-(\alpha D + \beta D^2)}$$

直線・二次式(LQ)モデル
・細胞死は線量に比例 (αD)
 1本の放射線でDNAに同時に2つの
 傷ができる場合
・細胞死は線量の二乗に比例 (βD²)
 DNAのそれぞれの傷が2つの放射線でできる場合

LQ モデルとは何なの？

LQ モデルは生物学的な基礎実験により分割照射方法を解明しようとしたものだよ。
LQ モデルを分割照射（分割照射 d, N 回）に応用するに際し、次の 3 つの条件を仮定しているのだよ。

　・照射時間中には腫瘍の再増殖は起こらない。
　・分割照射による障害度（ヒット率）は 1 回目でも N 回目でも同じである。
　・ある同じ障害を与える総障害度は常に同じである。

放射線の障害は線量に直線的に比例する部分（α d）と線量の二乗に比例する部分（β d²）に分けられているよ。

LQ モデルの特徴には何がある？

次の通りだよ。

生存率	・$S = e^{-(\alpha D + \beta D^2)}$
有効致死損傷	・1 本鎖切断よりも修復困難な **2 本鎖切断**であるという考え方に基づいたモデルである。
早期反応系組織 （早期障害）	・α / β （8 ～ 12 Gy）が**大きい**。 ・生存曲線は**直線**に近い。
後期反応系組織 （晩期障害）	・α / β （2 ～ 4.5 Gy）が**小さい**。 ・生存曲線は**曲線**になる。 ・低線量域でも β （二乗成分）が主体となる。 ・分割回数を多くするほど晩期障害は少なくなる。 ・高 LET 放射線はほとんど肩のない**直線**を示す。 ・高 LET 放射線は分割照射による**回復現象**はない。 ・高 LET 放射線は**晩期障害**の RBE が高い。

α / β値ってなぁ～に？

LQモデルは、1つの飛跡によりDNAの二重鎖切断に関係するαD、2つの飛跡によりDNAの二重鎖切断に関係するβD^2を考えており、この2つの事象による損傷が同じになる線量 D がα / β値だよ。

急性障害・早期反応に相当する大きなα / β値、晩期反応に相当する小さいα / β値を用いることで、腫瘍細胞の効果と正常組織への影響を予測することができるよ。

線量分割で生物学的効果を比較する際には、α / βがわかればよいのだよ。

α / β 値	・分割照射効果を知る手がかりになる。
小さいα / β値	・1回照射の場合、生存率曲線の肩が大きく曲がる。 ・等効果線量効果は大きく、分割効果が表れる。 ・放射線障害が減少する。
大きいα / β値	・1回照射の場合、生存率曲線の肩があまり曲がらない。 ・等効果線量効果は小さく、分割効果は表れにくい。 ・放射線障害は変わらない。

X線に対する正常組織のα / β値（Gy）

早期反応	皮膚	0.4 ～ 21
	脱毛	5.5 ～ 7.7
	口腔粘膜	7.9
	大腸	7.1 ～ 8.4
	睾丸	13.9
	脾臓	8.9
晩期反応	脊髄	2.5 ～ 5.2
	脳	2.1
	口腔粘膜	7.9
	白内障	1.2
	肺臓炎	2.1 ～ 4.3
	腸	3.0 ～ 5.0
	皮下組織	1.5

【問題4】　α / β が小さいのはどれか。2つ選べ。

1. 粘膜炎
2. 皮膚炎
3. 神経障害
4. 骨髄抑制
5. 筋肉萎縮

【解説4】

1. 粘膜炎　　　→ ×　α / β = 7.9
2. 皮膚炎　　　→ ×　α / β = 0.4～21
3. 神経障害　　→ ○
4. 骨髄抑制　　→ ×
5. 筋肉萎縮　　→ ○

生物学的効果線量（BED）とは何なの？

BED は生物学的効果線量といわれるよ。総線量が同じでも生物学的効果は異なるよ。
例えば、照射法で（1 回線量 2 Gy）×（照射回数 30 回）＝（総線量 60 Gy）と（1 回線量 3 Gy）×（照射回数 20 回）＝（総線量 60 Gy）は総線量が同じでも生物学的効果線量は違うよ。
生物学的効果線量は 1 回線量（d）、照射回数（n）、総線に関係している。
BED の公式 ： $BED = nd \left[1 + d/(\alpha/\beta) \right]$
BED は同一組織（あるいは腫瘍）の、異なる線量分割での照射による影響を比較するための概念であり、異なる組織間での比較には使えないよ。

【問題 5】 扁平上皮癌に対して 1 回線量 2 Gy、照射期間 30 回、総線量 60 Gy の場合、BED（Gy）はいくらか。

1. 52
2. 62
3. 72
4. 82
5. 92

【解説 5】
線量配分は（60 Gy/30 Fr/30 d）である。
　　　1 回線量（d）＝ 2 　　照射回数（n）＝ 30 から
　　　$BED = nd \left[1 + d/(\alpha/\beta) \right]$
　　　　　＝ $30 \times 2 \left[1 + 2/(10) \right] = 72$ （Gy）

【問題 6】 扁平上皮癌に対して 1 回線量 2 Gy、照射期間 30 回、総線量 60 Gy の線量配分を、1 回線量を 3 Gy に変更して、同じ BED にするためには何回照射すればよいか。

1. 15
2. 17
3. 20
4. 22
5. 25

【解説 6】

線量配分は（60 Gy/30 Fr/30 d）である。

$\qquad$ 1回線量（d）＝ 2 $\qquad$ 照射回数（n3）＝ 30 から

$\qquad$ BED ＝ nd〔1＋d/（α/β）〕

$\qquad\qquad$ ＝ 30×2〔1＋2/(10)〕＝ 72（Gy）

そこで、1回線量を 3 Gy にして同じ BED にするための照射回数は

$\qquad$ 72 Gy ＝ nd〔1＋d/（α/β）〕

$\qquad\qquad$ ＝ n × 3〔1＋3/10〕

$\qquad$ n ＝ 19 回

したがって、扁平上皮癌に対して 1 回線量 3 Gy、照射期間 19 回、総線量 57 Gy 照射すればよい。

すなわち、生物学的線量は線量配分 60 Gy/30 Fr/5 d ＝ 57 Gy/19 Fr/5 d で等価である。

G．細胞の放射線感受性

a．放射線高感受性細胞の特徴

放射線感受性が高い細胞の特徴はどうなっているの？

放射線感受性はベルゴニ・トリボンドーの法則があてはまるよ。

放射線感受性の高い細胞は、分裂が盛んな細胞、組織再生能が活発な細胞、形態的、機能的に未分化な細胞ということがわかっているよ。

しかし、卵母細胞やリンパ球はほとんど分裂しないが、高い放射線感受性を示すよ。

（１９０６年　ベルゴニ・トリボンドーの法則）

大黒ネズミの睾丸に放射線を照射し、次のような実験結果を発表した。

放射線感受性の高い細胞は

$\qquad$ １．分裂の盛んな細胞

$\qquad$ ２．組織再生能が活発な細胞

$\qquad$ ３．形態的、機能的に未分化な細胞

大黒ネズミ

睾丸　← X線

この法則は、すべての組織に当てはまるわけではない。例えば，卵母細胞やリンパ球ではほとんど分裂しないが、高い感受性を示す。

血液成分はどうなっているの？

血液の構成は液体成分（血漿）と有形成分（細胞成分）で構成されているよ。
血液の有形成分は次のように構成されているよ。

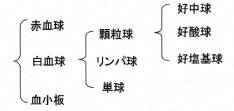

血液の放射線感受性はどうなっているの？

リンパ球の放射線感受性が高く、赤血球が低いよ。
放射線感受性の高い順番は、白血球（リンパ球、顆粒球、単球）＞ 血小板 ＞ 赤血球だ
よ。

放射線感受性が高い組織はどういうものなの？

造血系細胞や生殖器系細胞の感受性が高いよ。
造血系細胞は骨髄、リンパ組織などだよ。
生殖器系細胞は精巣や卵巣だよ。

分裂が盛ん　放射線感受性が高い

造血系	骨髄、リンパ組織（脾臓、胸腺、リンパ節）
生殖器系	精巣、卵巣
消化器系	粘膜、小腸絨毛
表皮、眼	毛囊、汗腺、皮膚、水晶体
その他	肺、腎臓、肝臓、甲状腺
支持系	血管、筋肉、骨
伝達系	神経

分裂しない　放射線感受性が低い

【問題 7】　放射線感受性で誤っているのはどれか。
1. 未分化な細胞ほど高い。
2. 同一腫瘍内では均一である。
3. 分裂の盛んな細胞ほど高い。
4. 腸管粘膜の方が神経より高い。
5. 骨組織では成人より小児が高い。

【解説 7】
1. 未分化な細胞ほど高い。　　　　　→ ○　ベルゴニ・トリボンドーの法則
2. 同一腫瘍内では均一である。　　　→ ×　腫瘍組織には、無酸素、低酸素組織、有酸素の領
　　　　　　　　　　　　　　　　　　　　域があると考えられている。不均一性である。
3. 分裂の盛んな細胞ほど高い。　　　→ ○　ベルゴニ・トリボンドーの法則
4. 腸管粘膜の方が神経より高い。　　→ ○　ベルゴニ・トリボンドーの法則
5. 骨組織では成人より小児が高い。　→ ○　ベルゴニ・トリボンドーの法則

H．組織の放射線感受性

a．放射線感受性の決定因子

放射線感受性に関係する因子には何があるの？

放射線感受性は、腫瘍細胞、酸素効果、細胞周期などが関係するよ。

放射線感受性に関係する因子

腫瘍	正常組織	人的要因
腫瘍の型	回復	年齢
腫瘍体積	防護	性別
血流量	照射野	栄養状態
酸素効果	線量配分	免疫能
温熱	低線量率	
細胞周期		
回復		
増感剤		

b. 腫瘍組織と臓器の早期反応と後期反応

腫瘍とは何なの?

腫瘍は良性と悪性に分類され、悪性腫瘍は特に癌、肉腫と呼ばれているよ。
臨床の基本的な概略は次のようだよ。

概略	良性腫瘍	悪性腫瘍
形態	円形・楕円形、表面は平滑・整形	多様で凹凸・変形 表面は風情で突起がある。
境界	明瞭・鮮明	不鮮明で浸潤形
硬度	柔軟で弾性	硬く岩様
癒着	可動性で癒着なし	不可動で癒着あり
リンパ節転移	なし	あり
血行性転移	なし	あり

腫瘍組織の構造はどうなっているの?

臨床癌になる前の癌細胞の初期像は意外にわかっていないことが多いのだよ。
腫瘍の構造を下図に示すよ。
腫瘍を構成する最小単位は腫瘍コードと呼ばれているよ。
癌細胞は分裂を繰り返し、直径が 1 mm 以上の大きさになれば、正常な血管網から離れる細胞ができて酸素不足になるといわれているよ。
酸素不足を補うために癌細胞は自ら新生血管を再生し、酸素を満たしているのだよ。
普通、腫瘍細胞は、毛細血管を中心にして同心円上に並び、毛細血管からある距離に達すると酸素性細胞から低酸素性細胞、そして無酸素性細胞になっているよ。
腫瘍細胞は不均一性といわれ、癌幹細胞が含まれているよ。

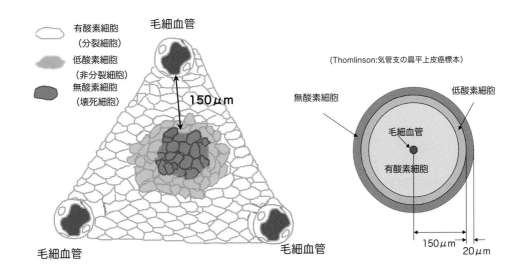

放射線の身体的影響とはどういうものなの？

身体的影響は、被曝した本人に現れる影響、放射線によって体細胞に起こった変化・損傷が原因で発生した影響、被曝時の年齢に関係なく発生するよ。

身体的影響の早期効果とはどういう場合に現れるの？

早期効果は、事故などにより大量の放射線を短時間に受けたときに発生するものだよ。
吐き気、紅斑、脱毛などの症状が出るよ。

身体的影響の晩期効果とはどういう場合に現れるの？

晩期効果は、放射線に被曝して数年～数十年の潜伏期で発生するものだよ。
癌、白血病、白内障、寿命短縮、胎児への影響などの症状が出るよ。

I. 突然変異

a. 遺伝子突然変異

放射線の遺伝的影響はどういうものなの？

遺伝的影響は、被曝した人の子孫に現れる影響、生殖細胞に起こった変化・障害が原因で発生した影響、生殖能力を持っている人、または今後持つ可能性のある人が被曝した場合に発生する可能性があるのだよ。
突然変異の影響が第1世代の子孫に発現するときを優性、発現しないときに劣性と呼ばれているよ。

遺伝子突然変異とはどういうものなの？

遺伝子突然変異は遺伝子レベルの変化だよ。
突然変異の発生率は線量に比例するのだよ。

・遺伝子突然変異は、DNA の分子変化によって起こる。
・遺伝子突然変異は、優性でも劣性でも起こり得る。

b. 染色体異常

染色体異常とはどういうものなの？

染色体異常とは染色体の異常で起こるよ。

・染色体損傷による異常は一般的に劣性である。
・染色体異常のある場合には細胞分裂が阻害されやすい。
・染色体異常の誘発率は線量の大きさと線量率に依存する。

どうして若年者の放射線被曝が注目されるの？

それは、若年者は放射線感受性が高く、子供を産む可能性が高い、遺伝的影響を受ける、余命が長いので、発癌の機会が多いという理由があるよ。

【問題 8】　放射線の遺伝的影響で正しいのはどれか。
1. 劣性突然変異である。
2. 外性器の被曝で発生する。
3. 核膜の変化が主な原因である。
4. 突然変異倍加線量は 1 mSv である。
5. 突然変異の発生率は線量に比例する。

【解説 8】
1. 劣性突然変異である。　　　　　　→ ×　優性でも劣性でも起こり得る。
2. 外性器の被曝で発生する。　　　　→ ×　受精卵の放射線被曝で発生
3. 核膜の変化が主な原因である。　　→ ×　生殖細胞に起こった変化
4. 突然変異倍加線量は 1 mSv である。→ ×　人間の倍加線量は 0.1 ～ 1 Gy
5. 突然変異の発生率は線量に比例する。→ ○

2．放射線の人体への影響

A．組織・臓器への影響

a．造血臓器

 造血臓器に対する放射線の影響はどうなの？

 造血幹細胞は放射線に非常に感受性が高いよ。

全身に放射線を浴びた場合、造血臓器からの血球の供給がなくなり白血球や血小板が減少するよ。

リンパ球は放射線の影響を最も鋭敏に受けて、1 〜 2 Gy の線量で 48 時間以内に正常値の約 50％までに減少するのだよ。

好中球数は 1 〜 2 Gy あるいはそれ以上の線量では被曝後、2 〜 3 日目にかけて細胞増加がみられるよ。

骨髄障害で白血球減少がみられ、免疫機能の低下や感染症になりやすくなるよ。

骨髄障害で血小板減少がみられ、出血症状や貧血になりやすくなるよ。

白血球の変化	・放射線被曝によって血液中の白血球数は減少する。 ・放射線感受性はリンパ球が最も高い。他の種類の白血球よりも早く減少するが、回復も早い。 ・リンパ球は全身急性被曝の場合で 0.25 Sv 程度で減少する。 ・好中球は顆粒球の中で最も数が多いので、好中球の変化は白血球の変化としてとらえやすい。 ・初期白血球増多とは、放射線被曝後 24 時間以内に白血球数が一時的に増加する現象であり、好中球の増加によるものである。
血小板の変化	・末梢血液中の血小板の減少は、1 Sv 程度の全身急性被曝で現れる。 ・血小板が減少すると、臨床的には、出血しやすくなる（出血傾向）。
赤血球の変化	・被曝後 5 〜 6 日経過して減少し 4 週を過ぎると回復してくる。 ・減少が最低になる 2 〜 3 週には貧血症状がみられる。

（血液の放射線感受性）

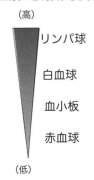

（高）

リンパ球

白血球

血小板

赤血球

（低）

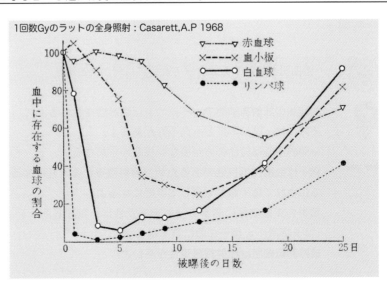

1回数Gyのラットの全身照射：Casarett,A.P 1968

【問題9】 放射線を照射した際に最も遅れて減少するのはどれか。

1. 赤血球
2. 血小板
3. 好酸球
4. 好中球
5. リンパ球

【解説9】

1. 赤血球 → ○ 放射線照射で最も遅く減少する。
2. 血小板 → ×
3. 好酸球 → × 白血球の一種
4. 好中球 → × 白血球の一種
5. リンパ球 → × 白血球の一種、放射線照射で最も早く減少する。

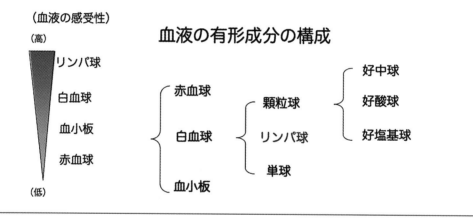

（血液の感受性）

（高）
リンパ球
白血球
血小板
赤血球
（低）

血液の有形成分の構成

赤血球
白血球 ─ 顆粒球 ─ 好中球／好酸球／好塩基球
白血球 ─ リンパ球
白血球 ─ 単球
血小板

---

b. 生殖腺

造血臓器に対する放射線の影響には何があるの?

生殖腺の放射線被曝で、不妊や遺伝性影響を生じるよ。
不妊には一時的不妊と永久不妊があるよ。
一時的不妊は男性の方が少ない線量から起こるよ。
精子は放射線抵抗性であるため、照射直後から不妊になることはないが、日数が経過するにつれて精子数が減少して不妊になるよ。
精巣の突然変異に関する放射線感受性は、精原細胞（幹細胞） > 精母細胞 > 精細胞（精子細胞） > 精子の順に高くなるよ。
成熟卵母細胞は放射線感受性が高いよ。

生殖腺	症状		照射線量
精巣	不妊	一時的	0.15 Gy
	永久不妊	1 回照射	3.5 ～ 6 Gy
		分割照射	15 Gy
卵巣	不妊	一時的	0.65 ～ 1.5 Gy
	永久不妊	1 回照射	2.5 ～ 6 Gy
		分割照射	15 Gy

c. 水晶体

水晶体に対する放射線の影響は何があるの？

眼に 1 ～ 2 Sv 放射線被曝すると水晶体が混濁するよ。

眼に 5 Sv 放射線被被曝すると白内障になるよ。

白内障の潜伏期は数年と長く、被曝期間にはほとんど無関係だよ。

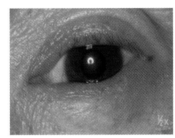

放射線白内障

d. 皮膚

皮膚に対する放射線の影響は何があるの？

放射線皮膚障害の臨床経過は、線量、種類、エネルギー、被曝の形式（急性被曝、または慢性被曝）などによって異なるのだよ。

放射線皮膚障害と線量の関係

線量（Sv)	急性被曝	慢性被曝
0.5	染色体の変化のみ	変化なし
5	一時的な紅斑と脱毛	通常は変化なし、機能障害の危険が増大する。
25	一時的な潰瘍	萎縮、血管拡張、色素異常
50	永久的な潰瘍	慢性潰瘍、発癌の危険性が高くなる。
500	壊死	永久的な組織破壊

放射線皮膚障害は、熱傷に比べて治癒しにくいことが特徴である。特に X 線、γ 線などは透過力があるため、身体表面だけでなく、表面から深い所にある細胞、組織も変化を受ける。そのため、血管壁なども障害を受けるために治りにくいのである。

e．消化器

消化器に対する放射線の影響は何があるの？

消化器は、口腔、食道、胃、小腸、大腸、直腸などが構成する管状の食物摂取器官であるが、消化器の放射線障害について最も重要なのは、最大の長さと栄養分を吸収する小腸だよ。
中・高線量の被曝では、通常、口腔や食道などでは粘膜に炎症が起こるよ。
高線量被曝では、口腔の粘膜の萎縮、潰瘍、繊維化、食道では狭窄が起きたりするよ。

f．神経組織

神経組織に対する放射線の影響は何があるの？

成人の神経組織は、細胞分裂が行われていないので放射線感受性は低いよ。
中枢神経への障害は治療の方法がなく、100 Gy 以上の被曝で哺乳動物のほとんどは死亡してしまうのだよ。

B．大線量被曝による死

a．骨髄死

急性放射線症の障害の影響はどうなの？

被曝線量が増加するにつれて、血液障害 → 胃腸症状 → 神経症状 → 分子死が起こるよ。
それぞれの症状にしきい値があるのだよ。

症状	線量（Sv）
造血器の症状が主徴	2 ～ 10
胃腸症状が主徴	10 ～ 50
神経症状が主徴	100 Sv 以上

放射線による骨髄死について教えて！

2 ～ 10 Sv 以下の全身被曝を受けると骨髄症候群が発症するのだよ。
30 日以内に大半が死亡するよ。
発症率や重篤度は線量にほぼ依存するよ。

線量	症状
1 Sv	10% に吐き気、食欲不振、めまい（放射線宿酔）
1.5 Sv	死亡のしきい値
3 〜 5 Sv	被曝後、半数の者が死亡
7 〜 10 Sv	被曝後、全員が死亡

b. 腸管死

放射線による腸管死について教えて！

10 〜 50 Sv の全身被曝を受けると腸管死が発症するよ。

この線量では骨髄も影響を受けるが、骨髄は潜伏期が長い（30 〜 60 日）ため、小腸障害が早く出るよ。

腸管死の被曝線量では 10 〜 20 日で死に至るよ。

線量	症状
10 Sv 以上の急性照射	小腸の粘膜剥離・萎縮・潰瘍、脱水症状、電解質平衡の失調・腸内細菌の感染

放射線による中枢神経死について教えて！

100 Sv 以上の全身被曝を受けると中枢神経死が発症するよ。

中枢神経死の被曝線量では 1 〜 2 日で死に至るよ。

線量	症状
100 Sv 以上の急性照射	神経系損傷、血管系・細胞膜の損傷

【問題 10】　5 Gy の全身被曝の 1、2 か月後に生じるのはどれか。

1. 発癌
2. 腸管死
3. 骨髄死
4. 分裂死
5. 中枢神経死亡

【解説 10】

1. 発癌	→ ×	潜伏期が長い
2. 腸管死	→ ×	10 〜 50 Sv の全身被曝
3. 骨髄死	→ ○	2 〜 10 Sv の全身被曝
4. 分裂死	→ ×	照射を受けて数回の細胞分裂の後に、無限増殖を失って起こる死である。増殖死ともいう。
5. 中枢神経死亡	→ ×	100 Sv 以上の全身被曝

C. 確定的影響と確率的影響

a. 確定的影響

確定的影響とは何なの？

確定的影響は「一定量の放射線を受けると、必ず影響が現れる」現象のことだよ。
しきい線量とは 1 ～ 5％の人に影響が発生する線量のことだよ。
しきい線量を超えて被曝した場合には、線量の増加とともに影響の発生率（重篤度）が増加するよ。

確定的影響の症状には何があるの？

皮膚反応、脱毛、水晶体混濁、消化管への影響、不妊、胎児奇形などが確定的影響の症状だよ。

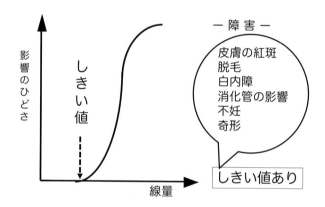

γ 線の吸収線量のしきい値

障害	臓器／組織	潜伏期	しきい線量（Gy）
一時不妊	精巣	3 ～ 9 週	約 0.1
永久不妊	精巣	3 週	約 6
	卵巣	1 週以内	約 3
造血能低下	脊髄	3 ～ 7 日	約 0.5
皮膚発赤	皮膚	1 ～ 4 週	3 ～ 6 以下
皮膚熱傷	皮膚	12 ～ 3	5 ～ 10
一時的脱毛	皮膚	2 ～ 3 週	約 4
白内障	眼	230 年以上	約 0.5

【問題 11】　放射線の確定的影響で正しいのはどれか。

1. しきい値がない。
2. 女性に現れやすい。
3. 高齢者ほど現れやすい。
4. 重症度に線量依存性がある。
5. 発症頻度に線量依存性はない。

【解説 11】

1. しきい値がない。	→ ×	しきい値はある。
2. 女性に現れやすい。	→ ×	男女の区別はない。
3. 高齢者ほど現れやすい。	→ ×	小児の方が高齢者よりも現れやすい。
4. 重症度に線量依存性がある。	→ ○	
5. 発症頻度に線量依存性はない。	→ ×	100 Sv 以上の全身被曝

b. 確率的影響

確率的影響とは何なの？

確率的影響は、一定量の放射線を受けたとしても、必ずしも影響が現れるわけではなく、「放射線を受ける量が多くなるほど影響が現れる確率が高まる」現象をいうよ。
しきい値はないと仮定されているよ。
確率的影響は、線量の増加に伴って影響の発生確率のみが増加し、重篤度は線量に関係なく一定だよ。

確率的影響の症状には何があるの？

癌、肉腫、白血病、遺伝的影響が確率的影響の症状だよ。

【問題 12】　放射線の確率的影響で正しいのはどれか。2 つ選べ。

1. 染色体異常
2. 皮膚潰瘍
3. 発癌
4. 不妊
5. 貧血

【解説12】
1. 染色体異常　→ ○　確率的影響
2. 皮膚潰瘍　　→ ×　確定的影響
3. 発癌　　　　→ ○　確率的影響
4. 不妊　　　　→ ×　確定的影響
5. 貧血　　　　→ ×　確定的影響

確定的影響と確率的影響の主な違いは何があるの？

違いは、しきい線量の有無と線量と障害（症状）の重篤度だよ。

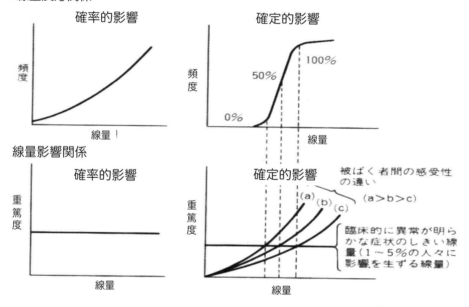

線量反応関係

確率的影響

頻度

線量

確定的影響

頻度

0%　50%　100%

線量

線量影響関係

確率的影響

重篤度

線量

確定的影響

重篤度

被ばく者間の感受性の違い

(a)(b)(c)　(a＞b＞c)

臨床的に異常が明らかな症状のしきい線量（1〜5％の人々に影響を生ずる線量）

線量

身体的影響	急性影響	皮膚紅斑	確定的影響（しきい値あり）
		脱毛	
		白血球減少	
		不妊など	
	晩発性影響	白内障	
		胎児の影響など	
		白血病	確率的影響（しきい値なし）
		癌	
遺伝的影響		代謝異常	
		軟骨異常など	

c. 放射線のリスク

名目リスク係数とは何なの？

名目リスク係数とは、一般に低線量・線量率の曝露を想定した場合のデトリメントで調整した単位放射線量あたりのリスクの大きさのことだよ。

デトリメントとは、低線量の放射線被曝の程度を表す概念のことだよ。

> 放射線の種類は放射線加重係数で考慮はされているものの、同じ種類の放射線であっても線量率が異なると生物学的な影響の度合いが異なる可能性がある。さらに、小さい線量でも同様に生物学的な応答特性から生物学的な度合いが異なる可能性がある。

低線量・線量率の確率的影響の名目リスク係数

癌	全集団 5.5×10^{-2} 〔Sv^{-1}〕	成人 4.1
遺伝性影響	全集団 0.2×10^{-2} 〔Sv^{-1}〕	成人 0.1
合計	全集団 5.7×10^{-2} 〔Sv^{-1}〕	成人 4.2

放射線のリスクとは何なの？

放射線のリスクは被曝による人体の影響のことで、その影響は線量の大きさに関係するよ。放射線は癌を誘発することが知られているね。

100 mSv 以下の低線量では癌と遺伝的影響が問題となることから、実際上、放射線リスクとは癌と遺伝的影響の発症確率（死亡確率）を指しているよ。

100 mSv 以下では，広島及び長崎の原爆被爆生存者を対象とした 50 年以上にわたる疫学調査からでも、過剰な癌や遺伝的影響の増加は観察されていないよ。

しかし、微量な放射線でも DNA 損傷を誘発する能力を持つことや，疫学的な線量と反応の関係の傾向などから判断して、100 mSv 以下の線量でもリスクが存在すると考え、放射線防護の方策がとられているのだよ。

D. 内部被曝

a. 天然放射性核種、人工放射性核種

内部被曝とは何なの？

内部被曝は体内に取り込んだ放射性物質から放射線が出て被曝することだよ。

内部被曝の防護には、呼吸器、口・消化器、皮膚・傷口からの摂取防止があるよ。

内部被曝の原因となる放射性物質には何があるの？

天然放射性核種と人工放射性核種の両方があるよ。

天然放射性核種とはどんなものなの？

天然放射性核種の放射線は自然放射線ともいわれているよ。
バックグランドのことだね。
自然放射線には、宇宙線、空気中放射線、物からの放射線、大地放射線があるよ。
^{222}Rn の被曝線量が一番多く、肺癌のリスクだよ。

宇宙線	宇宙空間からの宇宙線	0.39 mSv
空気中放射線	大気中で作られる放射性物質による放射線	1.26 mSv
食物からの放射線	人体に存在する自然放射性物質からの放射線	0.29 mSv
大地放射線	地球（地殻）の中に存在する自然放射性物質から生じる大地からの放射線	0.48 mSv
全体の自然放射線		2.42 mSv

宇宙線とはどんなものなの？

宇宙線は、超新星爆発などの天体活動によって生まれているよ。
宇宙線による被曝線量は場所や高度によって違うよ。
一次宇宙線、二次宇宙線、二次電子線があるよ。
宇宙線による被曝線量は 0.39 mSv だよ。

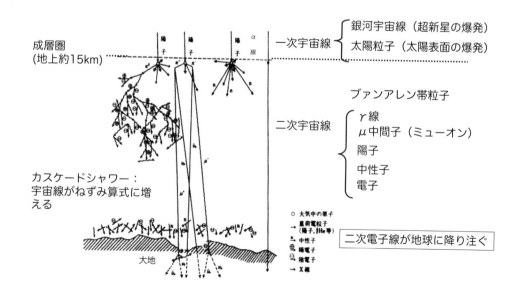

空気中の放射線とはどんなものなの？

^{222}Rn や ^{220}Rn は地殻から飛び出して大気中に浮遊しているよ。
呼吸することにより体内に取り込まれ、内部被曝の原因になるよ。
空気中のラドンなどの吸入による被曝線量は 1.26 mSv だよ。

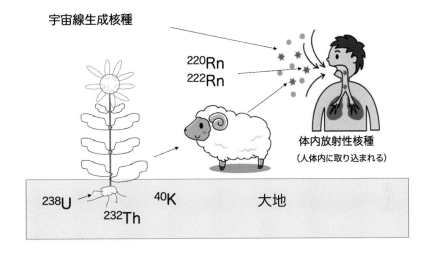

体内の放射線とはどんなものなの？

食物や呼吸とともに摂取されているものだよ。
人体構成元素としての ^{40}K、及び経気道や経口により体内に摂取されるよ。
その他にも ^{222}Rn とその壊変生成核種、^{222}Rn とその壊変生成核種、^{14}C からの放射線
があるよ。

体内放射線の核種	挙動
ラドン（^{222}Rn、^{22}Rn）	呼吸とともに体内に入る。
カリウム 40（^{40}K）	約 60% が筋肉中にあり、骨、脳、肝臓、心臓、腎臓などに多い。
炭素 141（^{14}C）	体内にある炭素の 14 の放能能は、固体が死んで補給されなくなると、半減期が 5,730 年で減り続ける。

大地放射線とはどんなものなの？

岩石や土には、^{40}K や ^{232}Th などの放射性物質が含まれており、これらは絶えず放射線
を放出しているのだよ。

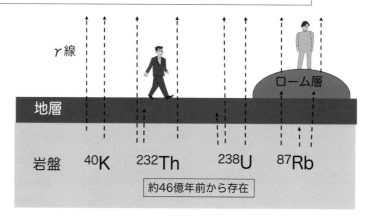

大地からの自然放射線：　　^{40}K　（半減期 1.28×10^{9}年 ）
^{87}Rb（半減期 14.75×10^{10}年）
^{238}U　（半減期 4.468×10^{9}年 ）
^{232}Th　（半減期 1.405×10^{10}年）

γ線

ロ－ム層

地層

岩盤　^{40}K　　^{232}Th　　^{238}U　　^{87}Rb

約46億年前から存在

人工放射性核種とはどんなものなの？

人工放射性核種は次のようなものがあるよ。

核実験によるフォールアウト
原子力発電所の核燃料サイクルでできる核種
放射線発生装置で生成される核種
放射性同位元素

核実験や原子力発電所で生じる核分裂生成物にはどんな核種があるの？

核実験等で生じる核分裂生成物は 300 種以上あるよ。

代表的な核種	半減期	特徴
^{3}H	12.33 年	比較的簡単に全身（体液）に取り込まれる。
^{79}Se	6.5×10^4 年	-
^{85}Kr	10.7 年	-
^{89}Sr	50.5 年	揮発性
^{90}Sr	28.8 年	骨に集積する。
^{129}I	24.99 分	揮発性　甲状腺に摂取される。
^{131}I	8.04 日	揮発性　甲状腺に摂取される。
^{131m}Xe	11.77 日	-
^{133}Xe	5.25 日	揮発性
^{134}Cs	2.062 年	全身
^{135}Cs	3×10^6 年	全身
^{136}Cs	13.1 日	全身
^{137}Cs	30.17 年	揮発性　全身に分布する。

核種は人の組織・器官に集積するの？

それぞれの核種は様々な部位に集まるよ。

部位	核種	放射線障害
骨	^{32}P、^{45}Ca、^{90}Sr、^{226}Ra、^{232}Th、^{238}U、^{239}Ru、^{241}Am	血球の減少、白血病、骨肉腫
全身（体液）	^{3}（トリチウム水）、^{24}Na（^{24}NaCl）	白血病、突然変異、不妊
全身（筋肉）	^{40}K、^{137}Cs	白血病、突然変異、不妊
甲状腺	^{123}I、^{125}I、^{131}I	甲状腺機能低下症、甲状腺癌
肝臓・脾臓	^{60}Co、^{65}Zn、^{232}Th、^{239}Pu	慢性の肝臓障害、肝臓癌
肺	^{222}Rn、^{239}Pu	肺癌
骨髄	^{55}Fe、^{59}Fe	白血病
腎臓	^{203}Hg	腎炎

【問題 13】　内部被曝による障害でリスク臓器となりにくいのはどれか。

1. 肺
2. 胃
3. 肝臓
4. 骨髄
5. 甲状腺

【解説 13】

1. 肺　　　　　 → ○ ^{222}Rn、^{239}Pu による被曝に関係
2. 胃　　　　　 → × 放射線感受性が低いためリスク臓器になり得ない。
3. 肝臓　　　　 → ○ ^{60}Co、^{65}Zn、^{232}Th、^{239}Pu による被曝に関係
4. 骨髄　　　　 → ○ ^{55}Fe、^{59}Fe による被曝に関係
5. 甲状腺　　　 → ○ ^{123}I、^{125}I、^{131}I による被曝に関係

E．放射線発癌

a．しきい値なし仮説

放射線被曝による健康影響には急性影響と慢性影響があるね。
慢性影響の主たるものには発癌リスクの増加があるよね。
放射線で起こる発癌リスクとは何なの？

発癌リスクには、しきい値なし直線仮説（LNT）があるよ。
しきい値なし直線仮説は、放射線の被曝線量と影響の間にはしきい値がなく直線的な関係が成り立つという考え方だよ。
情報量の乏しい低線量の領域について放射線防護の立場からリスクを推定されたのがLNT仮説だよ。
低線量の影響はよくわからないが、影響があると考えた方が安全であるとする考えに基づいたものだよ。

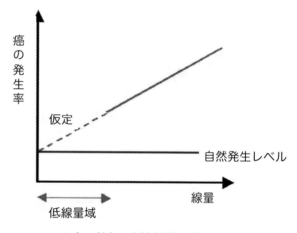

しきい値なし直線仮説の模式図

b．放射線によって誘発されやすい癌

放射線で誘発されやすい癌とはどういうものなの？

広島・長崎の原爆被爆者の疫学的調査の結果から、被曝線量が 100 mSv を超えると被曝線量に依存して発癌リスクは増加していくよ。
国際的な合意に基づく科学的知見によれば、放射線による発癌リスクは、100 mSv 以下の低線量被曝では、他の要因（タバコの喫煙など）による発癌の影響に隠れるほど小さく、放射線による発癌のリスクの増加を証明することは難しいのだよ。

c. 潜伏期

癌の潜伏期はどのくらいなの？

放射線被曝の晩発影響には癌、白内障などがあるよ。

癌の潜伏期間は被曝した器官・組織の種類、被曝したときの年齢、被曝線量によっても異なるよ。

数年から数十年に及ぶため放射線被曝との因果関係が不明瞭であり、自然発生のものとの区別が難しいのだよ。

癌発生部位	症例数	潜伏期間（年）
甲状腺	20	20.3
膀胱	10	20.7
乳腺	10	22.6
頭頸部	113	24.1
皮膚	38	24.5
咽頭	10	25.0
喉頭	130	27.3

UNSCEAR 1977 年　Report

F. 放射線の遺伝的影響

a. 倍加線量

倍加線量とは何のこと？

自然突然変異率の 2 倍を発生させるのに要する放射線被曝線量を倍加線量というのだよ。

自然出現頻度と同じ誘発を起こすに要する放射線被曝線量のことでもあるよ。

人間の倍加線量は 0.1 ～ 1 Gy とされているよ。

【問題 14】　放射線の遺伝的影響で正しいのはどれか。2 つ選べ。

1. 生殖腺以外の被曝は心配ない。
2. 発生した突然変異は優勢である。
3. 突然変異の倍加線量は 10 mSv である。
4. 突然変異発生率は被曝線量に比例する。
5. 細胞膜を構成する脂質の変化が主な原因である。

【解説 14】

1. 生殖腺以外の被曝は心配ない。　　　　　　　→ ○
2. 発生した突然変異は優勢である。　　　　　　→ ×　劣勢である。
3. 突然変異の倍加線量は 10 mSv である。　　　→ ×　0.1 ～ 1 Gy
4. 突然変異発生率は被曝線量に比例する。　　　→ ○
5. 細胞膜を構成する脂質の変化が主な原因である。　→ ×　DNA の損傷

G. 妊婦の被曝と胎児への影響

a. 胎児の発育段階と放射線の影響

妊娠胎児の放射線被曝はどう影響するの？

放射線の人体に対する影響での胎児の放射線被曝は重要な問題になるね。

放射線の胎児への影響としては、致死作用、奇形、発育遅延があるよ。

胎児の発育段階と放射線の線量は深い関係にあるね。

胎児の吸収線量で 100 mGy がしきい線量だよ。

100 mGy 以下では、胎児に対する放射線による確定的影響は発現しないといわれているよ。

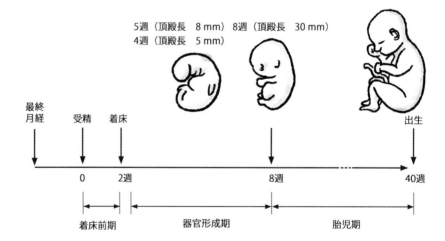

草間朋子・他著．放射線健康科学．杏林書院, 2004. より改変

時期	影響	しきい値（Gy）
着床前期（～受精後 8 日）	胚死亡	0.1
器官形成期（3 週（着床）～ 8 週）	奇形	0.1
妊娠 初期（8 週～ 15 週）	精神遅滞	0.1 ～ 0.2
妊娠中期（16 週～ 25 週）	発育遅滞	0.1 ～ 0.2
妊娠後期（25 週～ 38 週）	安定期	
妊娠前期	癌・遺伝疾患・確率的影響	

【問題 15】　0.2 Gy 被曝した 25 週の胎児に発生する可能性が最も高い障害はどれか。

1. 死亡
2. 精神発達遅延
3. 心臓奇形
4. 腸管奇形
5. 性器奇形

【解説 15】

1. 死亡　　　　　　　　→ ×　着床前期（～受精後 8 日）胚死亡
2. 精神発達遅延　　　　→ ○　妊娠中期（16 週～ 25 週）発育遅滞
3. 心臓奇形　　　　　　→ ×　器官形成期（3 週（着床）～ 8 週）
4. 腸管奇形　　　　　　→ ×　器官形成期（3 週（着床）～ 8 週）
5. 性器奇形　　　　　　→ ×　器官形成期（3 週（着床）～ 8 週）

3. 放射線の生物学的効果と放射線治療

A. 正常組織と腫瘍の放射線感受性

a. 正常組織の放射線感受性

 放射線感受性ってなあ～に？

 身体の組織や臓器によって放射線が体に及ぼす影響度は異なるよ。
この影響度の違いのことを放射線感受性というよ。

 正常組織の放射線感受性はどうなっているの？

 細胞レベルでは放射線感受性に差があるよ。
組織・臓器レベルで最も放射線感受性に差がみられるよ。
組織・臓器レベルの放射線感受性を決定する法則として、上述のベルゴニ・トリボンドーの法則が知られているよ。

　・細胞分裂の頻度が高い組織ほど感受性が高い。
　・将来行う細胞分裂の数が多い組織ほど感受性が高い。
　・形態・機能が未分化な細胞ほど感受性が高い。

例えば、非常に分裂頻度が高く、将来分裂回数の高い、リンパ組織や造血組織及び腸上皮は非常に放射線に弱く、一方、分化が終了した神経組織や筋組織は放射線に強い。

細胞分裂頻度	放射線感受性	組織
高い	最も高い	リンパ組織、造血組織（骨髄）、睾丸精上皮、卵胞上皮、腸上皮
かなり高い	高度	咽頭口腔上皮、皮膚上皮、毛嚢上皮、皮脂腺上皮、膀胱上皮、食道上皮、水晶体上皮、胃腺上皮、尿管上皮
中等度	中程度	結合織、小脈管組織、成長している軟骨、骨組織
低い	かなり低い	成熟した軟骨、骨組織、粘膜奨腺上皮、汗腺上皮、鼻咽頭上皮、肺上皮、腎上皮、肝上皮、膵臓上皮、下垂体上皮、甲状腺上皮、副腎上皮
細胞分裂をみない	低い	神経組織、筋肉組織

【問題16】　成人正常組織で放射線感受性が最も低いのはどれか。

　　1. 胃
　　2. 肺
　　3. 骨
　　4. 骨髄
　　5. 神経

【解説16】
1. 胃　　　　→ ×
2. 肺　　　　→ ×
3. 骨　　　　→ ×
4. 骨髄　　　→ ×
5. 神経　　　→ ○　分裂しない

b. 腫瘍の放射線感受性

　腫瘍の放射線感受性はどうなっているの？

　腫瘍組織は有酸素性、低酸素性、無酸素性の構造を示し、放射線感受性は腫瘍内で一様ではないよ。

腫瘍それぞれで放射線感受性は違い、未分化組織から発生する腫瘍は分化の進んだ組織から発生する腫瘍よりも放射線感受性は高いよ。

放射線感受性の低い悪性腫瘍は、放射線治療の適応ではないよ。

放射線感受性	腫瘍
高放射線感受性	悪性リンパ腫、未分化癌、胚芽腫、髄芽腫、ウイルムス腫瘍
中放射線感受性	扁平上皮癌、基底細胞癌
低放射線感受性	腺腫、繊維肉腫、骨肉腫、黒色腫

悪性腫瘍の放射線感受性と大きさとの関係

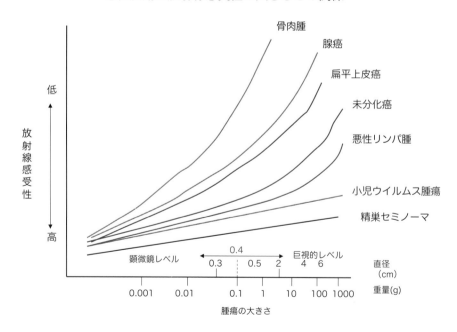

B. 生物学的効果の修飾

a. 線質効果

線質効果とは何なの？

生体が受けた吸収線量が同一の場合であっても、放射線の種類やエネルギー（線質）により、生体に及ぼす影響が異なるよ。

この影響の違いをある程度数量的に表示するのが、線質係数だよ。

線質係数は放射線防護分野に用いられるが、放射線治療分野では LET や RBE の考え方が用いられるよ。

b. 線量率効果

線量率効果とは何なの？

放射線の生物学的効果は、同一の吸収線量であっても放射線の種類や線量率によって異なるよ。これを線量率効果だよ。

高線量率で短時間に照射したときに得られる生物効果に比べて、線量率を下げて時間をかけて照射すると生物学的効果は減弱するよ。

この原因は 放射線によって DNA に生じた亜致死損傷（可逆的な損傷）が照射中に回復するためだよ。

> 高線量率→生物学的効果が大きい。
> 低線量率→生物学的効果が小さい。

c. 分割効果

分割効果とは何なの？

分割効果とは、放射線を分割で照射する方が細胞の回復がみられ、生物学的効果が小さくなることだよ。

放射線治療では、腫瘍組織だけでなくその周囲の正常組織も放射線の照射を受けるが、正常組織の方の回復力が強いよ。

分割して照射すると照射と照射の間で正常組織はかなり回復し、腫瘍組織の回復は十分に行われないのだよ。

そのため、腫瘍組織に対する放射線の致死効果は大きくなるのだよ。

d. 酸素効果

酸素効果とは何なの？

酸素効果とは、酸素中で物質を照射した方が無酸素中で照射するよりも放射線感受性が高くなることだよ。

細胞周辺の酸素分圧が高いほど、細胞に与える放射線の生物学的効果が大きくなるよ。

X 線などによる照射効果は最大で約 3 倍も増大するといわれているね。

酸素が存在すると、放射線によって生じたラジカルが生体内のラジカル捕捉分子と反応するよりも素早く酸素と反応して放射線感受性が増強されるのだよ。

> 酸素分圧が高いとどうして放射線感受性が高まるのか？
> ・酸素分子は非常に多くの有機ラジカルと反応しやすい。
> ・放射線は生体の体液と反応して毒性の高いフリーラジカル（OH・）を形成する。
> ・フリーラジカルは酸素分子に衝突して、電気を帯びた活性酸素に変化させる。
> ・荷電して有害になった活性酸素は、電気的エネルギーで細胞膜を破壊し、大きな穴をあける。
> ・活性酸素は DNA に損傷を与え、細胞を死に至らしめる。
> ・生き延びる細胞は、突然変異や癌、血液疾患などの重篤な疾患を引き起こす。
> ・活性酸素は、放射線障害を固定する。

e. 細胞周期

細胞周期は放射線感受性に関係するの？

細胞はある大きさになると、成長を止めるか分裂をするよ。

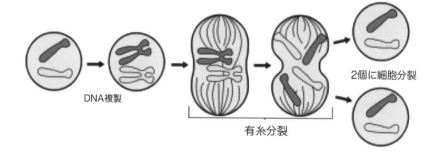

DNA複製

有糸分裂

2個に細胞分裂

神経、骨格筋、赤血球などの細胞は、一度成熟すると普通は分裂しないといわれている

よ。だから、この分裂しない組織は放射線感受性が悪いのだよ。

細胞の分裂から次の分裂までを細胞周期（cell cycle）と呼び、細胞周期の時間（世代時間）は種によって異なっているのだよ。

細胞周期は放射線感受性に影響しているよ。

細胞周期と放射線感受性の関係

・細胞は G_2 期後半から分裂期（M 期）で最も感受性が高い。

・G_1 期末から S 期初期に感受性が高い。

・S 期末は通常抵抗性である。

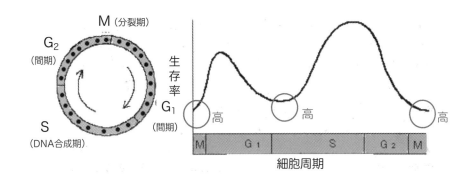

【問題 17】 細胞周期で正しいのはどれか。

1. S 期の細胞は放射線感受性が低い。
2. M 期の細胞は温熱療法によく反応する。
3. S 期と M 期の間が G_1 期である。
4. G_0 期の細胞は抗癌剤によく反応する。
5. 正常細胞には G_0 期はない。

【解説 17】

1. S 期の細胞は放射線感受性が低い。 → ○

2. M 期の細胞は温熱療法によく反応する。 → ×　温熱感受性は S 期が高い。

3. S 期と M 期の間が G_1 期である。 → ×　M 期→G_1 期→S 期→G_2 期→M 期

4. G_0 期の細胞は抗癌剤によく反応する。 → ×　細胞周期と抗癌剤の反応は抗癌剤の種類に関係している。

5. 正常細胞には G_0 期はない。 → ×　G_0 期は増殖停止状態である。

f. 抗悪性腫瘍薬

抗悪性腫瘍薬って何なの？

抗悪性腫瘍薬は、悪性腫瘍病変の増大や転移の抑制、又は延命、症状コントロールに有用な薬剤だよ。
アルキル化薬、白金化合物、代謝拮抗薬 、トポイソメラーゼ阻害薬、微小管阻害薬、抗生物質など様々なものがあるよ。

g. 分子標的薬

分子標的薬って何なの？

分子標的薬は、病気の細胞（癌細胞など）の表面にあるタンパク質や遺伝子を標的として効率良く攻撃する癌治療薬だよ。
分子標的薬は、ゲノム・分子レベルで癌細胞の特徴を認識し、癌細胞の増殖や転移を行う特定の分子だけを狙い撃ちにするので、正常な細胞への損傷が少なくないといわれているよ。

h. 放射線増感剤・防護剤

放射線増感剤って何なの？

放射線増感剤は、細胞の放射線感受性を高める化学物質、薬剤のことだよ。
BUdR（ブロモデオキシウリジン）という放射線増感剤はチミジンの代わりに細胞DNA内に取り込まれ、放射線照射でDNA損傷が増加するのだよ。
高電子親和性物質の低酸素細胞増感剤もあるよ。

放射線防護剤って何なの？

放射線防護剤とは、細胞の放射線感受性を変えることによって、細胞の損傷を防護する物質のことだよ。

放射線防護剤の作用機序
・SH基やS-S結合を持つ化合物は、放射線で生成したOH・ラジカルを補足し、反応性の弱い物質に変化させ、間接作用を低下させる。
・SH化合物はラジカルスカベンジャーと呼ばれる。

1. 放射線の細胞に対する作用

2. 放射線の人体への影響

3. 放射線の生物学的効果と放射線治療

4. 練習問題

C. 分割照射

a. 分割照射の生存率曲線

分割照射の生存率曲線はどのようになるの？

細胞に放射線を1回照射した場合と分割照射した場合では、細胞の生存率は異なるよ。

分割照射の1回目と2回目照射の間に回復が起こるよ。

これを亜致死障害（エルカインド、SLD）の回復と呼ぶよ。

亜致死障害（エルカインド、SLD）は照射後3時間以内に回復するのだよ。

下図は1回照射と2回照射の生存率曲線だよ。

Aは1回照射の場合、Bは2分割照射の場合だよ。

まず、1回目に5cGyを照射し、次に18時間の間隔をあけて2回目の照射を行うよ。

その結果、照射間隔をあけなければ、曲線Bは曲線Aに重なるはずだよ。

ところが、照射時間の間隔があくと生存率に差が出ているよ。

具体的に、11Gyを1回で照射した場合の生存率は0.001、最初に5Gyを照射し、次に18時間空けて6Gy照射した2分割照射下場合には、生存率は、0.005になるよ。

総線量が同じ11Gyであっても、2分割照射よりも1回照射の方が細胞に対して5倍の損傷をもたらしているよ。

放射線治療では、正常組織の障害を防止するために、分割照射が行われているのだよ。

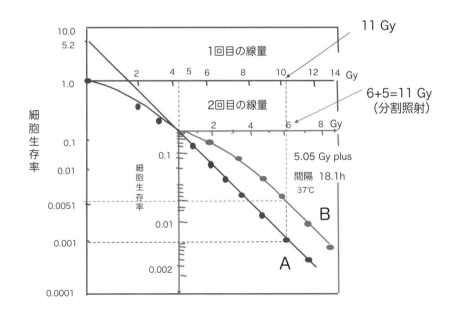

b. 多（過）分割照射

多（過）分割照射とは何なの？

放射線治療では1回線量、回数/週、総線量、休止期間などを考慮した様々な照射法が行われているよ。

多（過）分割は治療効果を改善するために行うのだよ。

多（過）分割照射法	・1日に2～3回の照射を3～6時間の間隔をあけて照射する方法である。 ・1回の線量は1Gy前後と少なくする。 ・総治療期間は標準分割法と同じであるが、総線量を1～2割増やせる。 ・通常の業務時間では、1日2回、6～7時間間隔で行われる場合が多い。 ・晩期有害事象の減少がはかられるが、急性期有害事象が強く出る場合が多い。
加速分割照射法	・総線量は標準分割法と同じで、治療期間を短縮するために1回線量2Gyを1日に2回照射する方法である。 ・細胞増殖が速いと予測できる腫瘍に対して有効であるが、早期有害事象が多分割照射法より強く発生する。
加速多分割照射法	・加速多分割照射法の早期有害事象を緩和するために、1回線量を1.5～1.6Gyに減らし総線量は標準分割照射と同じとする。 ・これにより総治療期間が短縮できるが、途中1～2週間の休止期間を置くと総治療期間は標準分割法と等しくなる。

c. 小（寡）分割照射

 小（寡）分割照射とは何なの？

 小（寡）分割照射は次の目的で行われるよ。

小分割照射法	・1回の線量を3～6 Gyと多くする代わり、週あたりの照射回数を1～3回に減らす方法である。 ・総線量は単純分割とほぼ同じとなるが、照射回数は少ない。 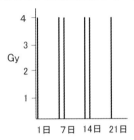

放射線治療で分割照射の効果はどうなの？

 正常組織と腫瘍組織の障害度は放射線の分割方法で変わるよ。

分割照射法の違いによって治療可能比に差が出るよ。

下図を見てね。

aは1回2 Gy週5回の通常分割の照射法だよ。腫瘍組織の方が正常組織よりもわずかに大きな障害を受けているね。この照射法が一般的に行われているよ。

bは小分割照射法だよ。正常組織が腫瘍組織よりも障害度は大きいね。この照射法はよくない方法とわかるよね。

cは多分割照射法だよ。腫瘍組織の方が正常組織よりも障害度がはるかに大きいよね。

多分割照射法が腫瘍の制御や副作用の軽減のために優れた照射法といえるよね。

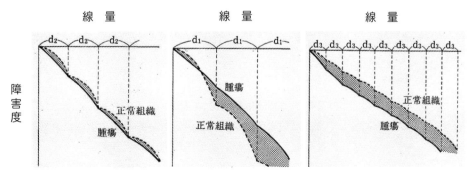

a.通常分割照射法　　b.小分割照射法　　c.多分割照射法

【問題18】 多分割照射の目的で誤っているのはどれか。

1. 腫瘍細胞の加速再増殖への対応
2. 正常細胞の放射線抵抗性の獲得
3. 再分布による効果の増強
4. 正常組織の腫瘍組織の回復の差を利用
5. 正常組織に生じる遅発性有害反応の軽減

【解説18】

1. 腫瘍細胞の加速再増殖への対応	→ ○	
2. 正常細胞の放射線抵抗性の獲得	→ ×	正常組織の急性障害は強く出るが、晩発障害が減少する。
3. 再分布による効果の増強	→ ○	
4. 正常組織の腫瘍組織の回復の差を利用	→ ○	
5. 正常組織に生じる遅発性有害反応の軽減	→ ○	

D. 分割照射と 4R

a. 回復（Repair）（亜致死障害から、潜在的致死障害から）

放射線効果を修飾する生物学的因子には何があるの？

放射線治療では様々な分割照射法で行われているよ。
分割効果を左右する因子には **4R** があるよ。

分割効果を左右する 4 つの現象：4R

回復（修復）（Repair、Recovery）	腫瘍細胞の放射線損傷からの回復
再増殖（Repopulation）	腫瘍組織の再増殖
再酸素化（Reoxigenation）	腫瘍中の低酸素細胞の再酸素化
再分布（同調）（Redistribution）	腫瘍細胞の照射による再分布（同調）

腫瘍組織の再増殖とは何なの？

分裂、増殖している細胞は照射により分裂を停止するよ。
照射後、線量、照射の時期などに関係した遅延時間の後、正常細胞及び腫瘍細胞とも回復して、再度分裂を始め、照射前の細胞構成に戻るよ。
これが再増殖だよ。
腫瘍組織の再増殖は正常組織の再増殖よりも遅れて始まり、その再生速度も遅いのだよ。
照射間隔が長くなれば正常細胞の障害は減少するが、同時に腫瘍細胞も回復するため、分割照射野効果は減少するのだよ。

腫瘍中の低酸素細胞の再酸素化とは何なの？

腫瘍組織中の酸素分布は均一ではないよ。

毛細血管近くの酸素分圧の高い細胞は照射すれば死滅するよ。

その結果、酸素の消費が行われないので、低酸素圧にあった細胞まで酸素が到達するようになってくるよ。

低酸素細胞に酸素が来るようになれば、放射線感受性は良くなり、腫瘍は縮小していくことになるの。

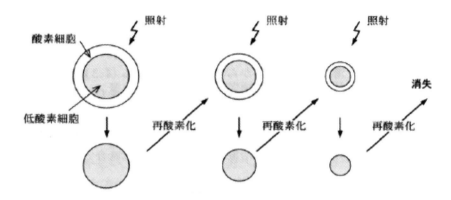

腫瘍細胞の照射による再分布（同調）とは何なの？

放射線照射で細胞周期の分布に変化が生じるよ。

様々な細胞周期にある細胞集団に放射線が作用すると、一種の同調化が起こってくるのだよ。

細胞周期の M 期、G2 期の細胞の感受性は高いが、低感受性の時期に存在する細胞は生き残るよ。

生き残った細胞も一定時間の遅延後に高感受性の位置に移り、この時に放射線を受けると致死の確率が高くなるのだよ。

腫瘍細胞の放射線損傷からの回復とは何なの？

放射線を照射した場合、正常組織も腫瘍も放射線損傷を受けるが、両方とも回復してくるよ。

一般的に、正常組織の方が腫瘍組織よりも早く回復するよ。

回復には亜致死障害（SLD）からの回復と潜在的致死障害（PLD）からの回復があるよ。

一般的に、正常組織の方が腫瘍より、よく回復するのだよ。

亜致死障害（SLD）からの回復は放射線治療の分割照射に影響を与えると考えられているよ。

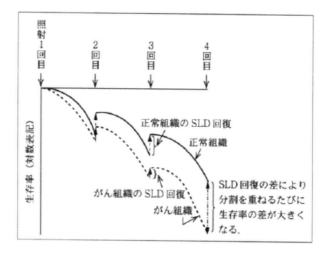

【問題 19】　細胞に γ 線を 4 Gy 照射する場合、1 回で照射するより、2 Gy ず
つ 2 回に分割して 12 時間の間隔を置いて照射した方が細胞生存
率は高くなる。この現象はどれか。

1. 回復
2. 増殖
3. 再増殖
4. 再分布
5. 再酸素化

【解説 19】
1. 回復　　　　　　→ ○　正常組織と腫瘍の回復の差を利用
2. 増殖　　　　　　→ ×
3. 再増殖　　　　　→ ×
4. 再分布　　　　　→ ×
5. 再酸素化　　　　→ ×

E．LET と生物学的効果

a．LET（線エネルギー付与）と RBE（生物学的効果比）の関係

　　　　LET とは何なの？

放射線による生物効果は、放射線のエネルギーが生物体内に吸収されることによって引き起こされるのだよ。
同じ吸収線量を与える放射線であっても、様々な放射線で電離の分布が異なるよ。
線エネルギー付与とは、荷電粒子の飛跡に沿って単位長さあたりに局所的に与えられる

エネルギー量のことだよ。

LET は、単位が keV/μm で放射線の線質の違いを知る指標とされているよ。

【問題 20】　LET で正しいのはどれか。

1. 単位は keV/μm^3 である。
2. X 線の LET は陽子線よりも高い。
3. LET が高くなると RBE は上昇する。
4. LET が高くなると酸素増感比は低下する。
5. 高 LET 放射線では DNA 修復が起きやすい。

【解説 20】

1. 単位は keV/μm^3 である。　　　　　　→ ×　keV/μm
2. X 線の LET は陽子線よりも高い。　　　→ ×　陽子線の LET の方が高い。
3. LET が高くなると RBE は上昇する。　→ ×　LET が高くなると RBE は上昇するが、LET が 200 keV/μm を超えると下がる。
4. LET が高くなると酸素増感比は低下する。　→ ○
5. 高 LET 放射線では DNA 修復が起きやすい。→ ×　DNA2 重鎖切断が多いため修復されにくい。

　RBE とは何なの？

RBE は、放射線の種類により生物学的影響の強さが異なることを表す指標だよ。

ある生物学的効果を与える線量を、同等の効果を与える基準放射線の線量で割って逆数にしたものだよ。

RBE ＝（ある効果を与える基準放射線量）/（同一効果を与える試験放射線量）

基準放射線には 250 kVX 線、または ^{60}Co γ 線が用いられるよ。

RBE は種々の放射線についてその値が異なるよ。

放射線の種類	RBE
X 線、γ 線、β 線、電子線	1
陽子線（2 MeV 以上）	5：放射線防護関係 1：放射線治療関係
α 線	20
中性子線（エネルギーにより）	5 〜 20

LET と RBE の関係はどうなっているの？

RBEはほぼ線エネルギー付与（LET）に依存して上昇し、LETがおよそ100［keV/μm］でピークを示し、非常に高い LET では RBE はかえって低下するよ。
RBE は 100 – 200［keV/μm］程度までは LET の増加と共に上昇していくよ。

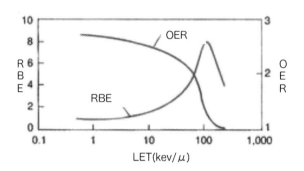

b．LET と OER（酸素増感比）の関係

OER（酸素増感比）とは何なの？

放射射線の生物作用は酸素の有無によって大きく影響されるよ。
細胞内に酸素が存在すると放射線の生物作用は一般に大きくなるのだよ。
この現象が酸素効果だよ。

$$OER = \frac{有酸素状態の線量}{無酸素状態の線量}$$

OER（酸素増感比）	・酸素効果の大きさを表すのに、酸素のない条件で、ある効果を生じるのに要する線量と、酸素のある条件で同じ効果を生じるのに要する線量の比で表される酸素増感比（OER）が用いられる。 ・高 LET 放射線は、低 LET 放射線よりも酸素による放射線感受性の変動が小さく、酸素増感比は小さい。 ・OER は低 LET 放射線ではおよそ 2.5 ～ 3 と顕著であり、粒子線のような高 LET 放射線では、低 LET 放射線よりも酸素による放射線感受性の変動が小さく 1 に近づく。1 にはならない。 ・腫瘍組織は低酸素状態を含み、低酸素状態にある組織は放射線感受性が正常細胞より低下し、放射線抵抗性になる。 ・放射線抵抗性組織は放射線治療の効果を低下させる。

LET と OER の関係はどうなっているの？

LET が 200 keV/ μm 以上の放射線では OER は 1 になり、酸素効果はなくなるよ。

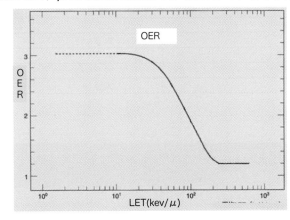

c. LET と回復の大きさの関係

LET と回復との関係はどうなの？

X 線やγ線のような低 LET 放射線では SLD 回復があるよ。
中性子線、α線、重粒子線のような高 LET 放射線では回復は小さい。
高 LET 放射線は DNA2 本切断が多くなるため回復は小さい。
SLD 回復とは前出の通り亜致死損傷からの回復のことだよ。

d. LET と放射線感受性の細胞周期依存度の関係

LET と放射線感受性の細胞周期依存度の関係はどうなの？

低 LET 放射線では、細胞周期の G_2 から M 期の放射線感受性は高く、S 期後半で放射
低いが、低 LET 放射線で顕著であり、高 LET 放射線ではこの影響が小さいのだよ。

e. 低 LET 放射線と高 LET 放射線

低 LET 放射線と高 LET 放射線の違いは何なの？

高 LET 放射線には、α線、中性子線、陽子線があるよ。
低 LET 放射線には、X 線、γ線、β線、電子線があるよ。
高 LET 放射線と低 LET 放射線の特徴は次の通りだよ。

放射線作用	低 LET 放射線	高 LET 放射線
放射線作用	間接作用が主である	直接作用が主である
生存率曲線の肩	ある	ない
回復	大きい	小さい
線量率効果	大きい	小さい
細胞周期の時期による放射線感受性の変動	ある	小さい
RBE が大きい	小さい	大きい
酸素効果	大きい	小さい
低酸素細胞増感剤の効果	大きい	小さい
放射線防護剤の効果	大きい	小さい
温度効果	大きい	小さい

【問題 21】　低 LET 放射線と比較した場合、高 LET 放射線の特徴として正しいのはどれか。

1. 線量率効果が大きい。
2. OER が小さい。
3. RBE は同じである。
4. 潜在的障害からの回復が起きやすい。
5. 殺細胞効果の細胞周期依存性が大きい。

【解説 21】

1. 線量率効果が大きい。　　　　　　　　→ ×　小さい
2. OER が小さい。　　　　　　　　　　　→ ○
3. RBE は同じである。　　　　　　　　　→ ×　RBE は X 線、γ 線は 1.0、陽子線は 1、炭素数は約 2
4. 潜在的障害からの回復が起きやすい。　→ ×　起きにくい
5. 殺細胞効果の細胞周期依存性が大きい。→ ×　小さい

F. 温熱療法（ハイパーサーミア）

a. ハイパーサーミアの生物学的効果

ハイパーサーミアの生物学的効果はどうあるの？

"癌" 細胞の温度を 42℃以上に選択的に上昇させて、"癌" を死滅させる方法だよ。

温熱療法の特徴		
利点	・身体を 42℃以上に温めて癌などの病気を治療する方法である。 ・赤外線、マイクロ波、電磁波を用いて加温する方法がある。 ・表在加温、深部加温が行える。 ・加温方法には、部加温、腔内加温、組織内加温がある。 ・標的はタンパク質である。 ・有害事象、使用回数、線量制限が存在しない。	
欠点	・正常細胞は血管が拡張して血流が多くなり、温度が上昇しない。 ・皮下脂肪層の発熱が大きい。 ・空気、骨などの存在で温度分布が不均一になる。 ・温度のホットスポットが生じる。	

b. 放射線との併用効果

放射線療法と温熱療法の併用効果はどうあるの？

放射線治療の標的は DNA、温熱療法の標的は**タンパク質**だよ。

放射線治療が効きにくい低酸素細胞、S 期後半の細胞周期の組織は、温熱に弱く、放射線治療による細胞損傷からの回復が熱によって阻害されるよ。

放射線治療と併用すると、放射線治療の効果を増強し、相乗効果が得られるよ。

化学療法との併用も同じ効果が得られるよ。

【問題 22】　温熱療法で誤っているのはどれか。

1. 熱耐性を生じる。
2. S 期で有効である。
3. pH が低いほど有効である。
4. 放射線損傷の回復を促進する。
5. 影響状態が悪いほど有効である。

【解説 21】　温熱療法の特徴

1. 熱耐性を生じる。　　　　　　　　　→ ○
2. S 期で有効である。　　　　　　　　→ ○
3. pH が低いほど有効である。　　　　　→ ○
4. 放射線損傷の回復を促進する。　　　→ ×　　放射線治療の効果を増強する。
5. 影響状態が悪いほど有効である。　　→ ○

4. 練習問題

Q001 2 Gy の X 線照射による細胞への影響で正しいのはどれか。

1. 細胞死では分裂死が間期死より多い。
2. 酸素が存在すると直接作用が増強する。
3. G$_2$ 期増殖停止は細胞死の前段階である。
4. フリーラジカルの生成は 24 時間以上持続する。
5. DNA 損傷は間接作用より直接作用で起こることが多い。

1. 細胞死では分裂死が間期死より多い。　→ ○
2. 酸素が存在すると直接作用が増強する。　→ ×　間接作用が増強
3. G$_2$ 期増殖停止は細胞死の前段階である。　→ ×　G$_2$ 期増殖停止は細胞損傷の修復を行う。
4. フリーラジカルの生成は 24 時間以上持続する。
　　　　　→ ×　照射直後に生成し、反応は共有結合生成するまで続く。
5. DNA 損傷は間接作用より直接作用で起こることが多い。
　　　　　→ ×　X 線の場合は間接作用が主である。

解答　→ 1

Q002 放射線治療に伴う組織の変化として最も早期に起こるのはどれか。

1. 血管閉塞
2. 瘢痕収縮
3. 結合織増生
4. 血管内膜肥厚
5. 血管透過性亢進

血管透過性とは、血管とその周りの組織との間で起こる水分や栄養分などの移動のことである。正常血管では、水分や糖、アミノ酸といった小さな物質は血管壁を透過するが、タンパク質などの大きな物質は血管壁を通過することができない。このような状態が血管透過性亢進である。
〈組織の放射線照射後の変化〉
組織照射→血管透過性亢進 → 血管内膜肥厚・結合織増生→血管閉塞・瘢痕収縮

血管閉塞	瘢痕収縮	結合織増生	血管内膜肥厚	血管透過性亢進
1 年〜 10 年	1 年〜 10 年	数か月〜 1 年	数か月〜 1 年	1 月〜数か月

解答　→ 5

Q003　放射線被曝によるヒトの死亡原因で被曝線量が高い順に並んでいるのはどれか。

1. 骨髄死　＞　腸管死　＞　中枢神経死亡
2. 腸管死　＞　骨髄死　＞　中枢神経死亡
3. 腸管死　＞　中枢神経死亡　＞　骨髄死
4. 中枢神経死亡　＞　骨髄死　＞　腸管死
5. 中枢神経死亡　＞　腸管死　＞　骨髄死

症状	線量（Sv）
造血器の症状が主徴	2 〜 10
胃腸症状が主徴	10 〜 50
神経症状が主徴	100 Sv 以上

解答　→ 5

Q004　放射性同位元素を体内摂取した場合に、内部被曝線量が高い臓器の組み合わせで正しいのはどれか。

1. ^{137}Cs ―――― 筋肉
2. ^{59}Fe ―――― 肺
3. ^{131}I ―――― 骨
4. ^{222}Rn ―――― 骨髄
5. ^{90}Sr ―――― 甲状腺

核種	半減期	集積部位
^{137}Cs	30.17 年	揮発性　全身に分布する。
^{59}Fe	44.50 日	骨髄に集積する。
^{131}I	8.04 日	揮発性　甲状腺に摂取される。
^{222}Rn	3.82 日	気体、肺に集積する。
^{90}Sr	28.79 年	骨に集積する。
^{89}Sr	50.5 年	骨に集積する。
^{3}H	12.33 年	比較的簡単に全身（体液）に取り込まれる。
^{133}Xe	5.24 日	揮発性 体内に蓄積しにくい。

解答　→ 1

Q 005 低 LET 放射線を高 LET 放射線と比較した場合に正しいのはどれか。

1. OER が低い。
2. RBE が低い。
3. 線量率効果が小さい。
4. PLD 回復が小さい。
5. 細胞周期依存性が低い。

高 LET 放射線と低 LET 放射線の特徴

放射線作用	低 LET 放射線	高 LET 放射線
放射線作用	間接作用が主である	直接作用が主である
生存率曲線の肩	ある	ない
回復	大きい	小さい
線量率効果	大きい	小さい
細胞周期の時期による放射線感受性の変動	ある	小さい
RBE が大きい	小さい	大きい
酸素効果	大きい	小さい
低酸素細胞増感剤の効果	大きい	小さい
放射線防護剤の効果	大きい	小さい
温度効果	大きい	小さい

解答 → 2

Q 006 放射線治療の有害事象で正しいのはどれか。

1. 脱毛は治療終了後 6 か月程度に多い。
2. 脳浮腫は治療開始後早期から認められる。
3. 放射線宿酔は治療開始後 3 週以降に多い。
4. 放射線脊髄症は治療終了後 3 か月以内に多い。
5. 放射線肺臓炎は治療終了後約 6 か月以降に多い。

1. 脱毛は治療終了後 6 か月程度に多い。 → × 1～3 週間で脱毛
2. 脳浮腫は治療開始後早期から認められる。 → ○ 脳浮腫は治療開始後早期に発症
3. 放射線宿酔は治療開始後 3 週以降に多い。 → × 1～2 時間で放射線宿酔
4. 放射線脊髄症は治療終了後 3 か月以内に多い。 → × 6 か月～1 年で放射線脊髄症
5. 放射線肺臓炎は治療終了後約 6 か月以降に多い。 → × 放射線肺臓炎は 6 か月～1 年で発症

解答 → 2

Q007　生体内において主に直接作用によって DNA を損傷させる放射線はどれか。2 つ選べ。

1. α 線
2. β 線
3. γ 線
4. X 線
5. 中性子線

直接作用によって DNA を損傷させる放射線　→　高 LET 放射線の特徴

放射線作用	低 LET 放射線	高 LET 放射線
放射線作用	間接作用が主である	直接作用が主である
生存率曲線の肩	ある	ない
回復	大きい	小さい
線量率効果	大きい	小さい
細胞周期の時期による放射線感受性の変動	ある	小さい
RBE が大きい	小さい	大きい
酸素効果	大きい	小さい
低酸素細胞増感剤の効果	大きい	小さい
放射線防護剤の効果	大きい	小さい
温度効果	大きい	小さい

解答　→ 1、5

Q008　ベルゴニ・トリボンドーの法則が示す放射線感受性の高い細胞の特徴はどれか。

1. 未分化である。
2. 細胞周期が長い。
3. 分裂の頻度が低い。
4. 分裂の回数が少ない。
5. 核 / 細胞質比が小さい。

（1906年　ベルゴニ・トリボンドーの法則）
　大黒ネズミの睾丸に放射線を照射し、次のような
実験結果を発表した。

放射線感受性の高い細胞は

　1．分裂の盛んな細胞

　2．組織再生能が活発な細胞

　3．形態的、機能的に未分化な細胞

大黒ネズミ

睾丸 ←── X 線

この法則は、すべての組織に当てはまるわけではない。例えば，卵母細胞や
リンパ球ではほとんど分裂しないが、高い感受性を示す。

解答　→ 1

Q009

細胞にγ線を 4 Gy 照射する場合、1 回で照射するより、2 Gy ずつ 12 時間の間隔を置いて照射した方が細胞生存率は高くなる。この現象を説明するのはどれか。

- [ ] 1. 回復
- [ ] 2. 再増殖
- [ ] 3. 再分布
   4. 再酸素化
   5. 線量率効果

正常組織と腫瘍の回復の違いを利用する。

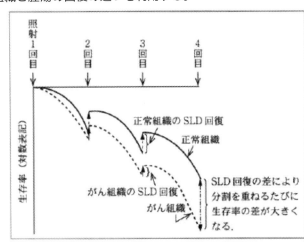

正常組織の SLD 回復

正常組織

がん組織の SLD 回復

がん組織

SLD 回復の差により分割を重ねるたびに生存率の差が大きくなる.

解答 → 1

Q010

放射線による晩期反応として正しいのはどれか。2 つ選べ。

- [ ] 1. 食道炎
- [ ] 2. 腎不全
- [ ] 3. 心膜炎
   4. 皮膚炎
   5. 白血球減少

大きなα / β値 → 急性障害・早期反応
小さいα / β値 → 後期（晩期）反応

X 線に対する正常組織のα / β値（Gy）

早期反応	皮膚	0.4 ～ 21
	脱毛	5.5 ～ 7.7
	口腔粘膜	7.9
	大腸	7.1 ～ 8.4
	睾丸	13.9
	脾臓	8.9
晩期反応	脊髄	2.5 ～ 5.2
	脳	2.1
	口腔粘膜	7.9
	白内障	1.2
	肺臓炎	2.1 ～ 4.3
	腸	3.0 ～ 5.0
	皮下組織	1.5

解答　→ 2、3

Q011　骨盤内臓器への放射線治療後に生じ得る合併症のうち確率的影響はどれか。

1. 骨盤骨折
2. 子宮肉腫
3. 直腸出血
4. 膀胱萎縮
5. 小腸イレウス

確率的影響（しきい線量がない）は、癌、肉腫、遺伝病しかない。

解答　→ 2

Q012　直接電離放射線はどれか。

1. γ 線
2. δ 線
3. 中性子線
4. 特性 X 線
5. 消滅放射線

直接電離放射線　→ 電荷を持つ粒子、電粒子（α線や電子線など）のように原子・分子を直接電離する。

間接電離放射線　→ 電荷を持たない粒子、電磁波、X 線や中性子線のように、いったん原子の束縛電子や原子核と相互作用して荷電粒子線を発生させ、

二次的に発生した荷電粒子線が物質に電離作用を及ぼす。

γ 線	→ ×	電磁波
δ 線	→ ○	エネルギーの高い電子線
中性子線	→ ×	電荷を持たない粒子線
特性 X 線	→ ×	電磁波
消滅放射線	→ ×	電磁波

解答 → 2

Q013 放射線照射による個体への影響で正しいのはどれか。

1. 半致死線量は線量率に依存しない。
2. 半致死線量は個体によらず一定である。
3. 早期の粘膜炎の発生にはしきい値がある。
4. 染色体以上の発生率は線量に依存しない。
5. 白血病の発生率は年齢によらず一定である。

・生物学的効果の修飾には、種、年齢、線質効果、線量率効果、分割効果、酸素効果、細胞周期、増感剤、防護剤などが関係する。
・確定的影響は一定量の放射線を受けると、必ず影響が現れる現象でしきい値がある。
・確率的影響は放射線を受ける量が多くなるほど影響が現れる確率が高まる。

解答 → 3

Q014 分裂している細胞集団に X 線を 2 Gy 照射した後、最も早期にみられる現象はどれか。

1. 分裂死
2. 再増殖
3. 再酸素化
4. 分裂遅延
5. 細胞周期の再分布

少ない照射線量では細胞は死に至るまで次のような形態をとる。
・細胞照射 → 分裂遅延 → 分裂死
・分割効果を左右する因子 → 4R：（回復（修復）、再増殖、再酸素化、再分布（同調）

解答 → 4

Q015　X 線治療における α / β 値がも最も小さいのはどれか。

1. 粘膜
2. 皮膚
3. 脊髄
4. 骨髄
5. 卵巣

大きな α / β 値　→ 急性障害・早期反応
小さい α / β 値　→ 後期（晩期）反応
問題 004 を参照のこと

解答　→ 3

Q016　LET が最も高いのはどれか。

1. α 線
2. γ 線
3. X 線
4. 電子線
5. 陽子線

LET は、単位は keV/μm で放射線の線質の違いを知る指標
低 LET 放射線　→ X 線、β 線、γ 線
高 LET 放射線　→ α 線、中性子線、陽子線、重粒子線、（α 線の LET が最も高い）

解答　→ 1

Q017　RBE で正しいのはどれか。

1. 管電圧 250 kV の X 線が基準となる。
2. 線量率に影響されない。
3. LET が小さいほど大きな値を示す。
4. 分割回数には影響されない。
5. 陽子線の値は X 線のほぼ 3 倍である。

RBE ＝（ある効果を与える基準放射線量）／（同一効果を与える試験放射線量）
基準放射線には通常、管電圧 250 kV の X 線が用いられる。

解答　→ 1

Q018　アポトーシスを起こした細胞で生じる現象はどれか。2 つ選べ。

1. 核凝縮
2. 細胞分裂
3. DNA 複製
4. 染色体分裂
5. 細胞骨格の破壊

アポトーシスは多細胞細胞生物の細胞で増殖制御機構として管理・調節された能動的な細胞死である。ほとんどの場合、DNA の断片化を伴い遺伝子によって制御されている。いわゆる、プログラムされた細胞死とも呼ばれる。

（アポトーシスの現象）

・病理的な細胞死
・細胞内小器官の膨張
・DNA のランダムな断片化
・細胞自体の膨張と破裂
・長期間にわたり漸次進行
・周辺組織に炎症反応が引き起こされる。

解答　→ 1、5

Q019　全身に 1 回 1,000 Gy の大量被曝を受けた直後に生じるのはどれか。

1. 脳死
2. 分裂死
3. 腸管死
4. 骨髄死
5. 発癌

症状	線量（Sv）
造血器の症状が主徴	2 ～ 10
胃腸症状が主徴	10 ～ 50
神経症状が主徴	100 Sv 以上

解答　→ 1

020　LET で正しいのはどれか。

1. 電子線は高 LET 放射線である。
2. 酸素効果は LET の増加とともに減少する。
3. LET が大きくなれば RBE は直線的に大きくなる。
4. 線量率効果は低 LET 照射線よりも高 LET 放射線で大きい。
5. 分割照射による耐用性の増加は低 LET 照射線よりも高 LET 放射線で大きい。

1. 電子線は高 LET 放射線である。　→ ×　電子線は RBE 1 の低 LET 照射線
2. 酸素効果は LET の増加とともに減少する。　　　　→ ○
3. LET が大きくなれば RBE は直線的に大きくなる。　→ ×　下図参照のこと

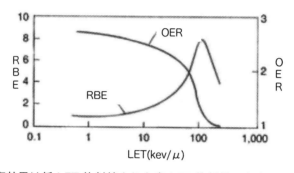

4. 線量率効果は低 LET 放射線よりも高 LET 放射線で大きい。
　　　　→ ×　線量率効果は低 LET 放射線が大きい。
5. 分割照射による耐容性の増加は低 LET 照射線よりも高 LET 放射線で大きい。
　　　　→ ×　分割照射による耐容性は低 LET 放射線が大きい。

解答　→ 2

 021　温熱療法で正しいのはどれか。

1. 低酸素性細胞は効果が低い。
2. 化学療法との併用効果は乏しい。
3. 細胞周期の S 期で感受性が高い。
4. 連続して毎日施行するのが望ましい。
5. 殺細胞効果は 38℃〜 40℃の範囲で最も高い。

1. 低酸素性細胞は効果が低い。　　　　→ ×　効果が高い。
2. 化学療法との併用効果は乏しい。　　→ ×　併用効果は高い。
3. 細胞周期のS期で感受性が高い。　　→ ○　S期は低感受性
4. 連続して毎日施行するのが望ましい。→ ×　温熱耐性を考えて時間間隔をあけて
　　　　　　　　　　　　　　　　　　　　　　治療する。
5. 細胞効果は38℃〜40℃の範囲で最も高い。→ ×　温熱の殺傷効果は42℃以上

解答　→ 3

Q 022　α / β が 1 〜 3 Gy とされるのはどれか。

1. 筋肉
2. 癌細胞
3. 口腔粘膜
4. 腸管上皮
5. リンパ球

1. 筋肉　　　→ ○　α / β 値 = 1 〜 3 Gy　α / β 値 = 後期反応組織系は小さい。
2. 癌細胞　　→ ×　α / β 値 = 3（乳癌）〜 10 Gy（扁平上皮癌）
3. 口腔粘膜　→ ×　α / β 値 = 7.9 Gy
4. 腸管上皮　→ ×　α / β 値 = 1 〜 3 Gy
5. リンパ球　→ ×　α / β 値 = 早期反応系組織で大きい。

解答　→ 1

Q 023　放射線被曝の確率的影響はどれか。

1. 不妊
2. 宿酔
3. 白内障
4. 発癌
5. 造血機能低下

確率的影響は、癌、肉腫、遺伝病だけ
1. 不妊　　　　　　→ ×　確定的影響
2. 宿酔　　　　　　→ ×　確定的影響
3. 白内障　　　　　→ ×　確定的影響
4. 発癌　　　　　　→ ○　確率的影響
5. 造血機能低下　　→ ×　確定的影響

身 体 的 影 響	急性影響	皮膚紅斑	確定的影響 （しきい値あり）
		脱毛	
		白血球減少	
		不妊など	
	晩発性影響	白内障	
		胎児の影響など	
		白血病	確率的影響 （しきい値なし）
		癌	
遺 伝 的 影 響		代謝異常	
		軟骨異常など	

解答　→ 4

Q024 放射線感受性に対する影響が最も小さいのはどれか。

1. 線量率
2. 照射間隔
3. 細胞の分化度
4. 細胞の分裂速度
5. 放射線のエネルギー

---

1. 線量率　　　　　　　→ ×　放射線感受性に関係あり
2. 照射間隔　　　　　　→ ×　放射線感受性に関係あり
3. 細胞の分化度　　　　→ ×　放射線感受性に関係あり
4. 細胞の分裂速度　　　→ ×　放射線感受性に関係あり
5. 放射線のエネルギー　→ ○　透過力に関係

解答　→ 5

Q025 細胞周期で正しいのはどれか。

1. G_1 の次が G_2 期である。
2. 正常細胞に G_0 期がない。
3. S 期に DNA 合成が行われる。
4. G_0 期の細胞は放射線が高い。
5. 腫瘍細胞では M 期が S 期よりも長い。

1. G_1 の次が G_2 期である。　　　　　→ ×　M 期→ G_1 期→ S 期→ G_2 期→ M 期
2. 正常細胞に G_0 期がない。　　　　　→ ×
3. S 期に DNA 合成が行われる。　　　 → ○
4. G_0 期の細胞は放射線が高い。　　　 → ×
5. 腫瘍細胞では M 期が S 期よりも長い。 → ×

【解説 17】参照

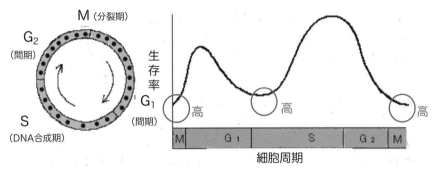

細胞周期

解答　→ 3

Q026 多分割照射を行うことで発生率の低下が期待できる有害事象はどれか。

　1. 皮膚炎
　2. 好中球減少
　3. 食道粘膜炎
　4. 放射線肺炎
　5. 脊髄神経障害

〈多分割照射法〉
1 回の照射量を少なくして分割回数を多くし、治療期間を等しくする方法である。総線量が 10 ～ 20％増加するが、晩発生障害の減少と腫瘍制御率の向上が期待される。4 ～ 6 時間の間隔をおいて 1 日 2 ～ 3 回照射する 1 日多分割照射法がよく用いられている。

1. 皮膚炎　　　　　　→ ×　早期障害
2. 好中球減少　　　　→ ×　早期障害
3. 食道粘膜炎　　　　→ ×　早期障害
4. 放射線肺炎　　　　→ ×　早期障害
5. 脊髄神経障害　　　→ ○　晩発障害

解答　→ 5

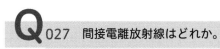

Q027　間接電離放射線はどれか。

　　1．X 線
　　2．α 線
　　3．β 線
　　4．電子線
　　5．陽子線

間接電離放射線：電磁波、電荷を持たない粒子線

1．X 線　　　　　→ ○　間接電離放射線
2．α 線　　　　　→ ×　直接電離放射線
3．β 線　　　　　→ ×　直接電離放射線
4．電子線　　　　→ ×　直接電離放射線
5．陽子線　　　　→ ×　直接電離放射線

解答　→ 1

Q028　増殖中の細胞への放射線照射後、最も早期に生じるのはどれか。

　　1．間期死
　　2．増殖死
　　3．突然変異
　　4．分裂遅延
　　5．アポトーシス

細胞が放射線照射を受けると、細胞周期は停止し、分裂遅延を生じ、その後修復を行う。正常に修復されない場合は、突然変異や細胞死が起こる。

1．間期死　　　　→ ×　非分裂死である。
2．増殖死　　　　→ ×　分裂遅延の後で増殖死が起こる。
3．突然変異　　　→ ×　晩発障害である。
4．分裂遅延　　　→ ○　最初に起こる。
5．アポトーシス　→ ×　プログラムされた細胞死である。

解答　→ 4

Q 029　放射線感受性が 2 番目に高いのはどれか。

1. 膠芽腫
2. 甲状腺未分化癌
3. 小細胞肺癌
4. 胃癌
5. 悪性リンパ腫

放射線感受性　良い ◀━━━━━━━━━━━▶ 悪い

　　悪性リンパ腫 > 小細胞肺癌 > 甲状腺未分化癌 > 膠芽腫 > 胃癌

1. 悪性リンパ腫　→　非常に良い。
2. 小細胞肺癌　　→　放射線感受性は高いが、増殖速度が速く早期にリンパ節転移や遠隔転移を認める。
3. 甲状腺未分化癌　→　甲状腺未分化癌は進行性を有することが多い。
4. 胃癌　　　　　→　放射線感受性が非常に低く、放射線治療の適用ではない。
5. 膠芽腫　　　　→　放射線感受性が低い。

解答　→ 3

Q 030　X 線によるベルゴニ・トリボンドーの法則を考慮し設定すべきはどれか。

1. 線量
2. 固定具
3. 臨床標的体積
4. 計画標的体積
5. X 線エネルギー

1. 線量　　　　　　→　○　腫瘍の制御・放射線感受性に関係
2. 固定具　　　　　→　×　位置決め精度の向上に関係
3. 臨床標的体積　　→　×　照射野の設定に関係
4. 計画標的体積　　→　×　照射野の設定に関係
5. X 線エネルギー　→　×　透過度に関係

解答　→ 1

Q031 放射線治療において、長期に照射を休止した場合の治療効果の低下に最も関係が深いのはどれか。

1．再酸素化
2．加速再増殖
3．組織内壊死
4．細胞周期の再分布
5．亜致死障害からの回復

1．再酸素化　　　　　　　→ ×

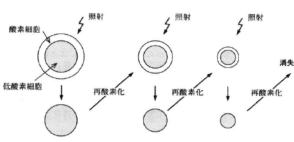

2．加速再増殖　　　　　　→ ○　分裂、増殖している細胞は照射により分裂を停止する。照射後、線量、照射の時期などに関係した遅延時間の後、正常細胞及び腫瘍細胞とも回復して、再度分裂を始め、照射前の細胞構成に戻る。

3．組織内壊死　　　　　　→ ×　組織内では毛細血管から離れたところにある無酸素組織は壊死の状態にある。

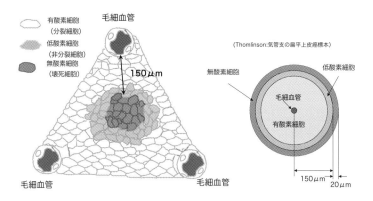

4．細胞周期の再分布　　　→ ×　放射線照射で細胞周期の分布に変化が生じるよ。生き残った細胞は一定時間の遅延後に高感受性の位置に移り、この時に放射線を受けると致死の確率が高くなる。

5．亜致死障害からの回復　→ ×　分割照射で起こる。

解答　→ 2

Q032　X線に対する反応のα／βが最も小さいのはどれか。

1. 脱毛
2. 下痢
3. 脊髄症
4. 口内炎
5. 湿性落屑

・小さいα／β値　→　晩期反応に関係
・大きなα／β値　→　急性障害・早期反応に関係

1. 脱毛　　　　　→ ×　急性障害・早期反応
2. 下痢　　　　　→ ×　急性障害・早期反応
3. 脊髄症　　　　→ ○　晩期反応
4. 口内炎　　　　→ ×　急性障害・早期反応
5. 湿性落屑　　　→ ×　急性障害・早期反応

解答　→ 3

Q033　多分割照射で正しいのはどれか。

1. 晩期有害事象の頻度が高い。
2. 分裂頻度の高い腫瘍に有用である。
3. 照射間隔は 4 時間以内が望ましい。
4. 化学療法との同時併用は禁忌である。
5. 転移性骨腫瘍の症状緩和に用いられる。

---

1. 晩期有害事象の頻度が高い。　　　　　→ ×　晩期障害の減少
2. 分裂頻度の高い腫瘍に有用である。　　→ ○
3. 照射間隔は 4 時間以内が望ましい。　　→ ×　4 ～ 6 時間で実施
4. 化学療法との同時併用は禁忌である。　→ ×　同時併用を行う。
5. 転移性骨腫瘍の症状緩和に用いられる。→ ×　転移性骨腫瘍には小分割照射法が
　　　　　　　　　　　　　　　　　　　　　　行われる。

解答　→ 2

Q034　LET で誤っているのはどれか。

1. LET が高いと OER も高い。
2. 炭素線は陽子線よりも LET が高い。
3. 中性子線は X 線よりも LET が高い。
4. 単位として keV/μm が用いられる。
5. 低 LET 放射線では感受性が細胞周期が依存する。

---

1. LET が高いと OER は低い。

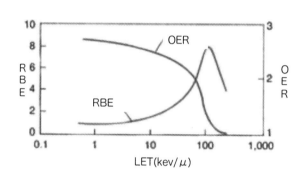

解答　→ 1

Q035　高 LET 放射線はどれか。

1. α 線
2. β 線
3. γ 線
4. X 線
5. 陽子線

---

1. α 線　→ ○　高 LET 放射線
2. β 線　→ ×　低 LET 放射線
3. γ 線　→ ×　低 LET 放射線
4. X 線　→ ×　低 LET 放射線
5. 陽子線 → ×　低 LET 放射線（放射線治療では RBE は X 線と同様に 1.0 である）

解答　→ 1

Q036 放射線感受性が 2 番目に高いのはどれか。

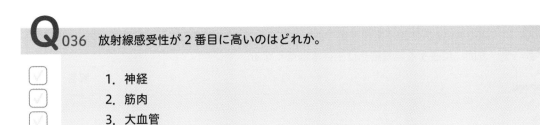

1. 神経
2. 筋肉
3. 大血管
4. 小腸粘膜
5. 精原細胞

放射線感受性　　高い ⬅━━━━━━━━━━━➡ 低い
　　　　　　　精原細胞 ＞ 小腸粘膜 ＞ 大血管 ＞ 筋肉 ＞ 神経

解答　→ 4

Q037 大線量被曝をした際に最も早期に起きるのはどれか。

1. 中枢神経死
2. 骨髄死
3. 肺臓炎
4. 腸管死
5. 腎障害

1. 中枢神経死	→ ○	大線量被曝による死　100 Sv 以上
2. 骨髄死	→ ×	大線量被曝による死　2 ～ 10 Gy
3. 肺臓炎	→ ×	放射線治療の早期障害
4. 腸管死	→ ×	大線量被曝による死　10 ～ 50 Gy
5. 腎障害	→ ×	放射線治療の晩期障害

解答　→ 1

Q038 培養細胞に 4 Gy 照射した場合、生存率が最も低いのはどれか。

1. ^{60}Co γ 線
2. 10 MVX 線
3. 250 kVX 線
4. 4 MeV 電子線
5. 250 MeV 炭素線

250 MeV 炭素線は重粒子線であり、ブラッグピークがある。表面線量が低いために、表面に位置する培養細胞は生存率は低くなる。

解答　→ 5

Q039　人線ヒト由来の培養細胞を用いた実験結果のグラフを図に示す。A はどれか。

1. Dq（Gy）
2. 酸素効果比
3. 染色体異常数
4. 生物学的効果比
5. 放射線加重係数

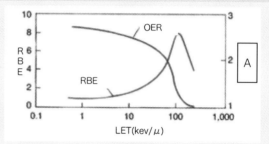

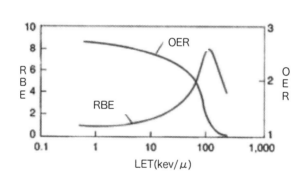

解答　→ 2

Q040　DNA の遺伝情報における不可逆的変化はどれか。

1. 光修復
2. 塩基損傷
3. 突然変異
4. DNA 鎖切断
5. ミスマッチ修復

1. 光修復　　　→ ×　紫外線を受けて損傷した DNA の部位を酵素が認識して修復する機構。DNA 修復の一つである。

2. 塩基損傷　　→ ×　塩基は DNA の一つである。塩基が損傷されると修復される。

3. 突然変異　　→ ○　DNA が 2 重鎖切断され、損傷されると不可逆的変化を起こし、細胞が死滅するか、突然変異になる。

4. DNA 鎖切断 → × DNA の 2 重鎖切断は修復しにくいが、1 鎖切断は修復されやすい。

5. ミスマッチ修復 → × 二本鎖 DNA それぞれの鎖を鋳型にして、同じ配列を持つ新しい DNA 分子が合成されること。

解答 → 3

Q 041 生体に放射線を照射すると起こる現象で、最も短時間で生じるのはどれか。

1. 塩基損傷
2. DNA 修復
3. 酵素の誘導
4. アポトーシス
5. コンプトン散乱

放射線照射と生体との相互作用の順番
物理的作用（コンプトン散乱）→化学的作用→生物学的作用（塩基損傷、DNA 修復）
・酵素の誘導：細胞内での諸反応を触媒する種々の酵素の量は、環境条件により著しく変動するものがある。そのように外部からの刺激または，物質添加により必要に応じて細胞内での生合成が誘導される酵素のことである。
・アポトーシス：プログラムされた細胞死のことである。

解答 → 5

Q 042 γ 線による DNA 損傷について正しいのはどれか。

1. 一重鎖切断は修復されない。
2. 二重鎖切断は細胞死に関連する。
3. 塩基損傷は二重鎖切断より少ない。
4. 一重鎖切断数はイオン数に等しい。
5. 二重鎖切断の修復機構は 1 種類である。

1. 一重鎖切断は修復されない。	→ × 一重鎖切断は修復されやすい。
2. 二重鎖切断は細胞死に関連する。	→ ○
3. 塩基損傷は二重鎖切断より少ない。	→ × 塩基損傷は二重鎖・一重鎖切断より多い。
4. 一重鎖切断数はイオン数に等しい。	→ × イオン数に等しくない。
5. 二重鎖切断の修復機構は 1 種類である。	→ × 相同組換え修復と非相同組換え修復が存在する。

解答 → 2

Q 043 半致死線量 LD$_{50/30}$ を被曝した時の主な死因はどれか。

1. 骨髄障害
2. 皮膚障害
3. 呼吸器障害
4. 消化管障害
5. 中枢神経障害

LD$_{50/30}$ の被曝線量は 4 Gy 程度である。この線量で起こる死因は骨髄死（3 〜 5 Gy）である。

解答 → 1

Q 044 内部被曝原因になる天然放射性核種はどれか。2 つ選べ。

1. ^{40}k
2. ^{90}Sr
3. ^{131}I
4. ^{137}Cs
5. ^{222}Rn

1. ^{40}k	→ ○	天然放射性核種
2. ^{90}Sr	→ ×	人工放射性核種、原子炉の核分裂生成物
3. ^{131}I	→ ×	人工放射性核種、原子炉の核分裂生成物
4. ^{137}Cs	→ ×	人工放射性核種、原子炉の核分裂生成物
5. ^{222}Rn	→ ○	天然放射性核種

解答 → 1、5

Q 045 国際放射線防護委員会（ICRP）2007 年勧告による、全集団に対する癌の「低線量率放射線被曝後の確率的影響に対する損害で調整された名目リスク係数（Sv^{-1}）」はどれか。

1. 5.5×10^{-1}
2. 5.5×10^{-2}
3. 5.5×10^{-3}
4. 5.5×10^{-4}
5. 5.5×10^{-5}

低線量・線量率の確率的影響の名目リスク係数

癌	全集団 5.5×10^{-2} (Sv^{-1})	成人 4.1
遺伝性影響	全集団 0.2×10^{-2} (Sv^{-1})	成人 0.1
合計	全集団 5.7×10^{-2} (Sv^{-1})	成人 4.2

解答　→ 2

Q046　妊娠中に 2 Gy 被曝した場合、奇形が生じる可能性が高い時期はどれか。

1. 受精
2. 着床
3. 器官形成期
4. 胎児期
5. 出産

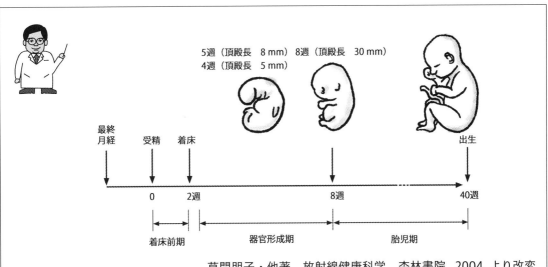

5週（頂殿長　8 mm）　8週（頂殿長　30 mm）
4週（頂殿長　5 mm）

最終月経　受精　着床　　　　　　　　　　　　　　出生

0　2週　　　　　　　　8週　　　　　　　40週

着床前期　　器官形成期　　　　胎児期

草間朋子・他著．放射線健康科学．杏林書院, 2004. より改変

解答　→ 3

Q047　放射線感受性が 2 番目に高いのはどれか。

1. 骨
2. 肺
3. 皮膚
4. 生殖腺
5. リンパ球

放射線感受性　良い ◄————————————————► 悪い

リンパ球 > 生殖腺 > 皮膚 > 肺 > 骨

解答　→ 4

Q048　放射線感受性が 3 番目に高いのはどれか。

1. 腎癌
2. 乳癌
3. 甲状腺癌
4. 悪性リンパ腫
5. 多発性骨髄腫

感受性　良い ◄————————————————► 悪い

悪性リンパ腫 > 多発性骨髄腫 > 乳癌 > 甲状腺癌 > 腎癌

解答　→ 2

Q049　放射線感受性が高いのはどれか。2 つ選べ。

1. G_0 期
2. G_1 前後期
3. G_2 期
4. M 期
5. S 期後半 ～ G_2 初期

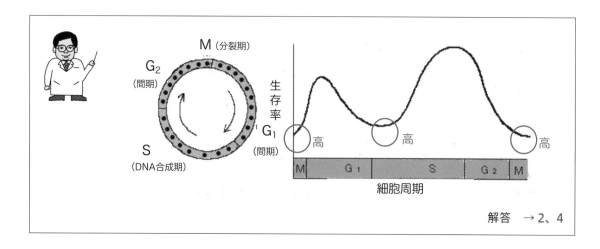

解答　→ 2、4

Q 050 高 LET 放射線の特徴として正しいのはどれか。

1. 酸素効果比が高い。
2. 細胞周期依存性が高い。
3. 細胞の損傷からの回復が早い。
4. 陽子線は高い LET 放射線である。
5. 放射線低感受性の腫瘍の治療に適する。

1. 酸素効果比が高い。 → × 低 LET 放射線よりも低い。
2. 細胞周期依存性が高い。 → × 低 LET 放射線よりも低い。
3. 細胞の損傷からの回復が早い。 → × 低 LET 放射線よりも遅い。
4. 陽子線は高 LET 放射線である。 → × RBE = 1.0 なので低 LET 放射線に分類されている。
5. 放射線低感受性の腫瘍の治療に適する。
　　　　　　→ ○ 高 LET 放射線は重粒子線などであり、低放射線感受性腫瘍の治療に適している。

解答 → 2

Q 051 X 線による生成物で生体への影響が最も大きいのはどれか。

1. 陰電子
2. 陽電子
3. 水素原子
4. 酸素原子
5. 水酸化ラジカル

直接作用は放射線のエネルギーが標的分子に直接吸収されて障害を及ぼす。間接作用は標的以外の分子が放射線のエネルギーを吸収しラジカル等の活性体をつくり、その活性体が標的分子と反応して障害を及ぼす。

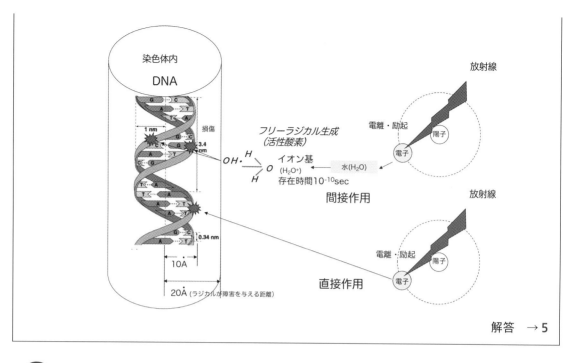

解答　→ 5

 Q052　放射線が DNA に与える損傷で誤っているのはどれか。

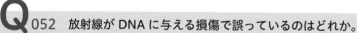

1. 塩基損傷
2. 架橋形成
3. 一本鎖切断
4. 二本鎖切断
5. ヌクレオチド除去

 ヌクレオチド除去修復：紫外線により生じるチミンダイマーや種々の化学物質により
DNA 中に生じた損傷を修復する。

1. 塩基損傷　　　　　→ ×　放射線損傷に関係
2. 架橋形成　　　　　→ ×　放射線損傷に関係
3. 一本鎖切断　　　　→ ×　放射線損傷に関係
4. 二本鎖切断　　　　→ ×　放射線損傷に関係
5. ヌクレオチド除去　→ ○　紫外線に関係

解答　→ 5

Q053 2 Gy の全身被曝で減少が最も遅いのはどれか。

1. 単球
2. 血小板
3. 好中球
4. 赤血球
5. リンパ球

放射線感受性　良い ←―――――――→ 悪い

白血球（リンパ球、顆粒球、単球）＞血小板 ＞ 赤血球

（血液の放射線感受性）

（高）

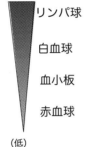

リンパ球

白血球

血小板

赤血球

（低）

解答　→ 4

Q054 人体に摂取された時に肺癌を発症するリスクが最も高いのはどれか。

1. ^{222}Rn
2. ^{203}Hg
4. ^{137}Cs
4. ^{99m}Tc
5. ^{40}K

^{222}Rn の被曝線量が一番多く、肺癌のリスクになる。

空気中のラドンなど
の吸入から年間
1.26mSv

解答　→ 1

Q055 放射線による発癌との関連性が最も低いのはどれか。

- [ ] 1. 乳癌
- [ ] 2. 肺癌
- [ ] 3. 白血病
- 4. 上咽頭癌
- 5. 甲状腺癌

上咽頭癌の原因：EB ウィルが関連する。　　　　　　　　　　　解答　→ 4

Q056 胎児被曝による奇形のしきい線量（mGy）に最も近いのはどれか。

- [ ] 1. 　　0.1
- [ ] 2. 　　1
- [ ] 3. 　 10
- 4. 　100
- 5. 1000

胎児吸収線量 100 mGy がしきい線量である。　　　　　　　　　解答　→ 4

Q057 ^{10}B（n, α）^{7}Li の反応を用いる治療の生物学的効果で正しいのはどれか。

- [ ] 1. 回復が小さい。
- [ ] 2. ^{7}Li には治療効果はない。
- [ ] 3. 正常組織の障害が大きい。
- 4. 多分割照射が有効である。
- 5. 低酸素細胞増感剤が有用である。

^{10}B（n, α）^{7}Li → ホウ素中性子捕捉療法

（特徴）

①原子炉を用いて熱中性子を利用する。

②α粒子とリチウム（^{7}Li）粒子が生じる。

③飛程は 5 〜 10 μm である。

④回復が小さい。

⑤正常組織の障害が小さい。

⑥低酸素細胞の損傷に有用である。

⑦照射は 1 ～数回で行われる。

⑧悪性黒色腫などの難治性腫瘍の治療に用いられる。

解答　→ 1

Q058　放射線の LET と RBE で正しいのはどれか。

1. 電子線は高 LET 放射線である。
2. RBE には評価法による差はない。
3. LET が高いほど RBE は低下する。
4. 高 LET 放射線では酸素効果比が小さい。
5. 高 LET 放射線では細胞周期依存性が大きい。

1. 電子線は高 LET 放射線である。　　　→ ×　電子線は低 LET 放射線である。
2. RBE には評価法による差はない。　　→ ×

　　RBE ＝（ある効果を与える基準放射線量）/（同一効果を与える試験放射線量）

3. LET が高いほど RBE は低下する。　　→ ×

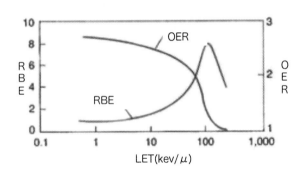

4. 高 LET 放射線では酸素効果比が小さい。　　→ ○
5. 高 LET 放射線では細胞周期依存性が大きい。→ ×　細胞周期依存性が小さい。

解答　→ 4

Q059　X 線に対する反応の α / β が最も小さいのはどれか。

1. 脱毛
2. 下痢
3. 脊髄症
4. 口内炎
5. 湿性落屑

X 線に対する正常組織のα / β値（Gy）		
早期反応	皮膚	0.4 〜 21
	脱毛	5.5 〜 7.7
	口腔粘膜	7.9
	大腸	7.1 〜 8.4
	睾丸	13.9
	脾臓	8.9
晩期反応	脊髄	2.5 〜 5.2
	脳	2.1
	口腔粘膜	7.9
	白内障	1.2
	肺臓炎	2.1 〜 4.3
	腸	3.0 〜 5.0
	皮下組織	1.5

解答　→ 3

Q060　放射線の全身被曝による晩発障害はどれか。

1. 脱毛
2. 下痢
3. 皮膚炎
4. 急性白血病
5. 白血急性減少

1. 脱毛	→ ×	早期障害
2. 下痢	→ ×	早期障害
3. 皮膚炎	→ ×	早期障害
4. 急性白血病	→ ○	晩発障害
5. 白血急性減少	→ ×	早期障害

解答　→ 4

Q061　胸部の放射線治療による合併症のうち確率的影響はどれか。

1. 乳癌
2. 肺炎
3. 不妊
4. 皮膚炎
5. 心臓血管障害

確率的影響は、癌、肉腫、遺伝病だけである。
1. 乳癌　　　　　　→ ○
2. 肺炎　　　　　　→ ×
3. 不妊　　　　　　→ ×
4. 皮膚炎　　　　　→ ×
5. 心臓血管障害　　→ ×

解答　→ 1

Q 062 放射線の影響で正しいのはどれか。

1. 遺伝的影響は確定的影響である。
2. 早期障害には確率的影響はない。
3. 確率的影響の重症度は線量に依存する。
4. 確率的影響には白内障がある。
5. 固形癌発生までの潜伏期間は白血病よりも短い。

確率的影響は、癌、肉腫、遺伝病だけである。
1. 遺伝的影響は確定的影響である。　　　　　　→ ×　確率的影響である。
2. 早期障害には確率的影響はない。　　　　　　→ ○
3. 確率的影響の重症度は線量に依存する。　　　→ ×　依存しない。
4. 確率的影響には白内障がある。　　　　　　　→ ×　白内障は確定的影響である。
5. 固形癌発生までの潜伏期間は白血病よりも短い。　→ ×　白血病の方が短い。

解答　→ 2

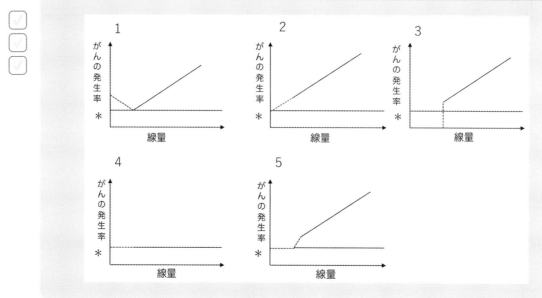

Q063 放射線による癌の発生率に関して、低線量域における「しきい値なし仮説」を説明した図として正しいのはどれか。

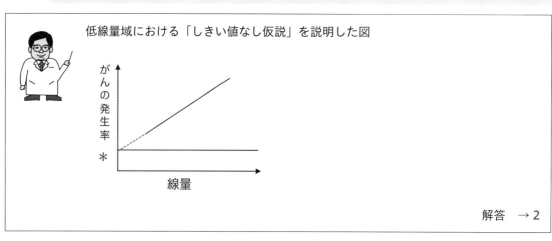

低線量域における「しきい値なし仮説」を説明した図

解答　→ 2

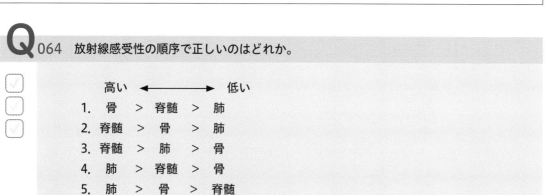

Q064 放射線感受性の順序で正しいのはどれか。

高い ◄─────► 低い

1. 骨　　＞　脊髄　＞　肺
2. 脊髄　＞　　骨　＞　肺
3. 脊髄　＞　　肺　＞　骨
4. 肺　　＞　脊髄　＞　骨
5. 肺　　＞　　骨　＞　脊髄

①骨　→　耐容線量　60 Gy（大腿骨）
②脊髄　→　耐容線量　50 Gy（10 cm の大きさ）
③肺　→　耐容線量　30 〜 45 Gy（1/3 〜 2/3）

解答　→ 4

Q065　放射線感受性が低いのはどれか。

1. 食道癌
2. 喉頭癌
3. 悪性黒色腫
4. 非小細胞肺癌
5. 悪性リンパ腫

悪性黒色腫は放射線感受性が非常に悪い。
皮膚は、最外層の表皮とその下層の真皮及び最下層の皮下脂肪織から作られている。表皮は 90 % 以上が角化細胞と呼ばれ、フケになって落ちていく細胞である。色素細胞で作られたメラニンは角化細胞を分け与えられ、角化細胞の核の上に帽子のように分布している。紫外線から角化細胞を護っている。つまり、メラニンは紫外線の害から皮膚を守る大切な役目を果たしており、放射線感受性が非常に悪い。

解答　→ 3

Q066　OER が大きいのはどれか。

1. α 線
2. γ 線
3. 炭素線
4. ネオン線
5. 中性子線

OER が大きいのは γ 線、X 線、電子線、β 線である。重粒子線は OER が小さい。

解答　→ 2

Q067 分割照射を行った際、血管周囲の細胞が先に死滅し、2回目以降の照射で外側部分の
腫瘍細胞が死滅していく現象はどれか。

1. 再増殖
2. 再分布
3. 再酸素化
4. 亜致死障害からの回復
5. 潜在的致死障害からの回復

 腫瘍組織中の酸素分布は均一ではない。毛細血管近くの酸素分圧の高い細胞は照射すれば死滅する。その結果、酸素の消費が行われないので、低酸素圧にあった細胞まで酸素が到達するようになってくる。低酸素細胞に酸素が来るようになれば、放射線感受性は良くなり、腫瘍は縮小していく。

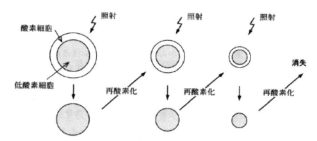

解答　→ 3

 Q068 細胞に対するγ線照射によって最も多く生じるのはどれか。2つ選べ。

1. 染色体損傷
2. アポトーシス
3. DNA 塩基損傷
4. DNA1 本鎖切断
5. DNA2 本鎖切断

1. 染色体損傷　　　→ ×
2. アポトーシス　　→ ×
3. DNA 塩基損傷　　→ ○
4. DNA1 本鎖切断　→ ○
5. DNA2 本鎖切断　→ ×

細胞に対する γ 線照射は間接作用が主として起こる。間接作用は標的以外の分子が放射線のエネルギーを吸収しラジカル等の活性体をつくり、その活性体が標的分子と反応して障害を及ぼす。活性酸素とは体内にある一部の酸素（水分子）が化学変化を起こしたもので、細胞膜や遺伝子を傷つけたり、タンパク質やコレステロールなどを酸化させたりする性質を持っている。

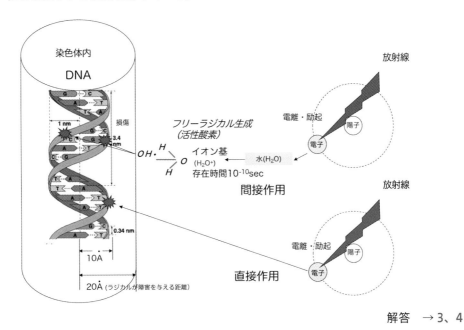

解答 → 3、4

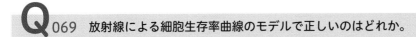

Q 069　放射線による細胞生存率曲線のモデルで正しいのはどれか。

1. 多標的モデルでの D_0 は標的数を表す。
2. 多標的モデルは 1 Gy 程度で実際の生存率曲線に一致する。
3. 多標的モデルはの Dq は細胞生存率が 0.37 になる線量である。
4. LQ モデルの α は D^2 の係数（D は線量）である。
5. LQ モデルの DNA2 本鎖切断では正常組織の急性反応の α / β は大きい。

1. 多標的モデルでの D_0 は標的数を表す。　　　　　　　　　　→ × 標的数は n
2. 多標的モデルは 1 Gy 程度で実際の生存率曲線に一致する。　→ × 一致する
3. 多標的モデルはの Dq は細胞生存率が 0.37 になる線量である。
　　　　　　　　　　　　　　　　　　　　　　　→ × D_0 ＝生存率 37%
4. LQ モデルの α は D^2 の係数（D は線量）である。　→ × D（D の一乗）の係数
5. LQ モデルの DNA2 本鎖切断では正常組織の急性反応の α / β は大きい。→ ○

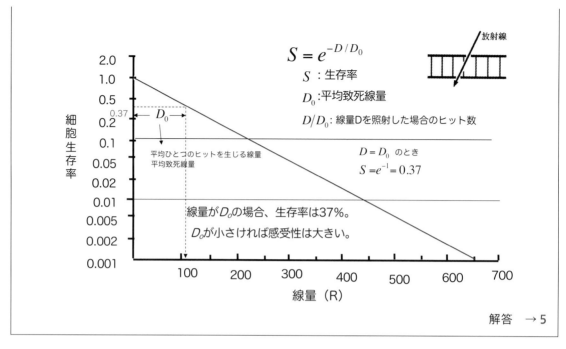

解答　→ 5

Q070　健常成人で幹細胞が最も少ないのはどれか。

- 1. 小脳
- 2. 皮膚
- 3. 骨髄
- 4. 肝臓
- 5. 腸上皮

幹細胞が少ない → 放射線感受性が悪い
- 1. 小脳　　　→ ○
- 2. 皮膚　　　→ ×
- 3. 骨髄　　　→ ×
- 4. 肝臓　　　→ ×
- 5. 腸上皮　　→ ×

解答　→ 1

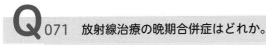

Q 071 放射線治療の晩期合併症はどれか。

1. 悪性貧血
2. 食道憩室
3. 萎縮膀胱
4. 胃ポリープ
5. 網膜色素変性

晩期障害は、萎縮、狭窄、脊髄症などである。

1. 悪性貧血　　　　→ × 放射線障害に無関係、ビタミン B12 の欠乏
2. 食道憩室　　　　→ × 放射線障害に無関係
3. 萎縮膀胱　　　　→ ○
4. 胃ポリープ　　　→ × 放射線障害に無関係
5. 網膜色素変性　　→ × 放射線障害に無関係

解答　→ 3

Q 072 体重 60 kg の男性が γ 線の全身急性被爆をしたときの半致死線量に相当する吸収エネルギー（J）はどれか。

1. 30
2. 60
3. 120
4. 240
5. 480

半致死線量 ＝ 4 Gy ＝ 4 J/kg
体重 60 kg の成人では
4 J/kg × 60 kg ＝ 240 J

放射線
(LD$_{50/30}$=4Gy)

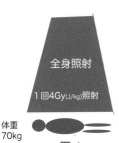

全身照射

1回4Gy(J/kg)照射

体重
70kg

吸収エネルギー：67cal

温度

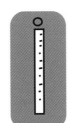

0.001℃
上昇

仕事量

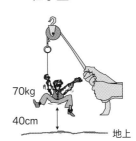

70kg

40cm

地上

40cmの高さに
持ち上げる仕事量

解答　→ 4

Q073 放射線感受性腫瘍の特徴でないのはどれか。

　　1. 低分化型である。
　　2. 血流が豊富である。
　　3. 分裂増殖が盛んである。
　　4. 壊死組織の占める割合が高い。
　　5. 照射後のアポトーシスの出現頻度が高い。

　　1. 低分化型である。　　　　　　　　　　→ ×
　　2. 血流が豊富である。　　　　　　　　　→ ×
　　3. 分裂増殖が盛んである。　　　　　　　→ ×
　　4. 壊死組織の占める割合が高い。　　　　→ ○
　　5. 照射後のアポトーシスの出現頻度が高い。→ ×

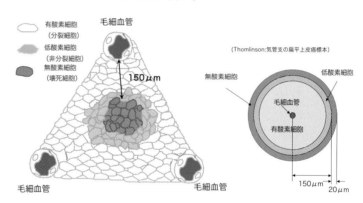

解答　→ 4

Q074 細胞への γ 線照射で正しいのはどれか。

　　1. 細胞周期が短縮する。
　　2. G_0 期は感受性が高い。
　　3. G_1 前期は感受性が高い。
　　4. G_2 期は延長する。
　　5. S 期は感受性が高い。

1. 細胞周期が短縮する。　　　　　　→ ×
2. G_0 期は感受性が高い。　　　　　→ ×
3. G_1 前期は感受性が高い。　　　　→ ×
4. G_2 期は延長する。　　　　　　　→ ○　　γ 線照射で G_2 に遅延が起こる。
5. S 期は感受性が高い。　　　　　　→ ×

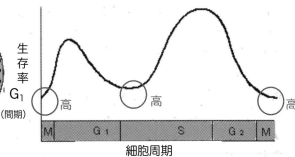

M（分裂期）

G_2（間期）

S（DNA合成期）

G_1（間期）

生存率

高　　　高　　　高

M　　G_1　　S　　G_2　　M

細胞周期

解答　→ 4

Q 075 培養細胞に対する X 線照射で細胞生存率が上昇するのはどれか。2 つ選べ。ただし、総線量は一定とする。

1. 照射後に酸素を加える。
2. 照射時に SH 基を添加する。
3. X 線のエネルギーを低下させる。
4. 照射後に細胞を低栄養状態にする。
5. 分割照射よりも 1 回照射を選択する。

---

1. 照射後に酸素を加える。　　　　　　→ ×　照射後に酸素を加えても生存率には関係ない。

2. 照射直前に SH 基を添加する。　　　→ ○　照射直前に防護剤を添加することで生存率が上がる。

3. X 線のエネルギーを低下させる。　　→ ×　X 線エネルギーは到達力に関係し、生存率には関係しない。

4. 照射後に細胞を低栄養状態にする。　→ ○

5. 分割照射よりも 1 回照射を選択する。→ ×　回復現象を利用し、生存率に関係する。

解答　→ 2、4

Q076 電離作用があるのはどれか。

- 1. 赤外線
- 2. 赤色光
- 3. 黄色光
- 4. 青色光
- 5. 紫外線

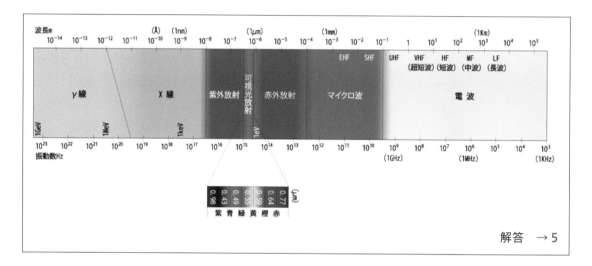

解答 → 5

Q077 放射線の生物作用を示す用語はどれか。

- 1. 光電効果
- 2. 弾性散乱
- 3. 間接効果
- 4. 電子対生成
- 5. コンプトン効果

- 1. 光電効果　　　→ × 物理的過程
- 2. 弾性散乱　　　→ × 物理的過程
- 3. 間接効果　　　→ ○ 生物的過程
- 4. 電子対生成　　→ × 物理的過程
- 5. コンプトン効果　→ × 物理的過程

1. 放射線の細胞に対する作用

2. 放射線の人体への影響

3. 放射線の生物学的効果と放射線治療

4. 練習問題

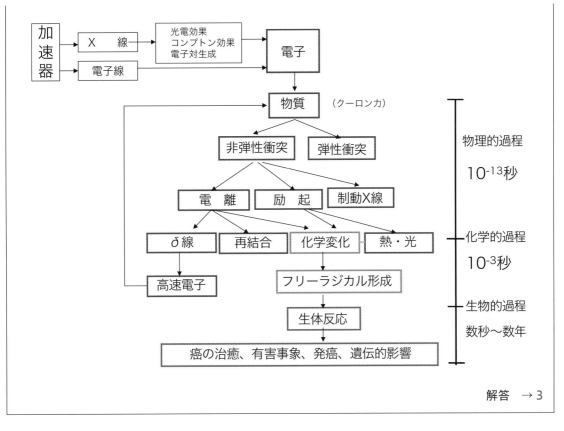

解答 → 3

Q 078 細胞に対する X 線の作用で正しいのはどれか。2 つ選べ。

- ☑ 1. G_2 が短縮する。
- ☑ 2. 直接作用が主である。
- ☑ 3. アポトーシスが生じる。
  4. SH 基が存在すると効果が増加する。
  5. フリーラジカルが DNA を損傷する。

---

1. G_2 が短縮する。 → × G_2 ブロックが起こる。
2. 直接作用が主である。 → × 間接作用が主である。
3. アポトーシスが生じる。 → ○
4. SH 基が存在すると効果が増加する。 → × SH 基は放射線防護剤として用いられる。
5. フリーラジカルが DNA を損傷する。 → ○

解答 → 3、5

Q079　直線―二次曲線モデルで正しいのはどれか。

1. βは直線部の係数である。
2. α／β値は単位を持たない。
3. 10 Gy 以上では実験値が一致する。
4. 腫瘍縮小効果のα／β値は小さい。
5. 正常組織の急性反応のα／β値は大きい。

1. βは直線部の係数である。　　　　　→ ×　二次式部分の係数
2. α／β値は単位を持たない。　　　　→ ×　単位は Gy
3. 10 Gy 以上では実験値が一致する。　→ ×　低線量領域で一致する。
4. 腫瘍縮小効果のα／β値は小さい。　→ ×　α／β値は腫瘍縮小効果に関係ない。
5. 正常組織の急性反応のα／β値は大きい。→ ○

解答　→ 5

Q080　ベルゴニ・トリボンドーの法則に関係あるのはどれか。

1. 線量率
2. 細胞の分化度
3. 線量―時間関係
4. 酸素の酸素分圧
5. 放射線のエネルギー

1. 線量率　　　　　　　→ ×
2. 細胞の分化度　　　　→ ○
3. 線量―時間関係　　　→ ×
4. 酸素の酸素分圧　　　→ ×
5. 放射線のエネルギー　→ ×

（１９０６年　ベルゴニ・トリボンドーの法則）

大黒ネズミの睾丸に放射線を照射し、次のような
実験結果を発表した。

放射線感受性の高い細胞は

　　１．分裂の盛んな細胞

　　２．組織再生能が活発な細胞

　　３．形態的、機能的に未分化な細胞

大黒ネズミ

睾丸　←X線

この法則は、すべての組織に当てはまるわけではない。例えば、卵母細胞や
リンパ球ではほとんど分裂しないが、高い感受性を示す。

解答　→ 2

Q081 内部被曝における核種とリスク臓器の組み合わせで正しいのはどれか。

1. ^{59}Fe ——— 筋肉
2. ^{90}Sr ——— 軟骨
3. ^{131}I ——— 骨
4. ^{137}Cs ——— 甲状腺
5. ^{232}Th ——— 肝臓

1. ^{59}Fe ——— 筋肉 → × 骨髄
2. ^{90}Sr ——— 軟骨 → × 骨
3. ^{131}I ——— 骨 → × 甲状腺
4. ^{137}Cs ——— 甲状腺 → × 筋肉 全身
5. ^{232}Th ——— 肝臓 → ○ ^{232}Th は過去、造影剤（トラスト）として使用していた。

解答 → 5

Q082 成人で幹細胞が最も多く存在するのはどれか。

1. 骨
2. 軟骨
3. 筋肉
4. 皮膚
5. 中枢神経

1. 骨 → ×
2. 軟骨 → ×
3. 筋肉 → ×
4. 皮膚 → ○ 細胞再生系組織に多く含まれる。
5. 中枢神経 → ×

解答 → 4

Q083　体内被曝が原因となるのはどれか。

1. 血友病
2. 白血病
3. ダウン症
4. 新生児黄疸
5. 巨大結腸症

1. 血友病　　　→ ×
2. 白血病　　　→ ○
3. ダウン症　　→ ×
4. 新生児黄疸　→ ×
5. 巨大結腸症　→ ×

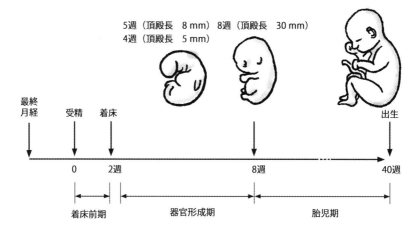

5週（頂殿長　8 mm）　8週（頂殿長　30 mm）
4週（頂殿長　5 mm）

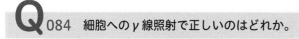

最終月経　受精　着床　　　　　　　　　　　　　　　　出生
0　　2週　　　　　　　　　　8週　　　　　　　40週

着床前期　　　器官形成期　　　　　　胎児期

草間朋子・他著. 放射線健康科学. 杏林書院, 2004. より改変

解答　→ 2

Q084　細胞への γ 線照射で正しいのはどれか。

1. S 期細胞は放射線感受性が高い。
2. 線量率が低いほど効果が高い。
3. 腫瘍細胞の感受性は一定である。
4. 1 回 4 Gy 照射は 2 Gy の 2 回照射よりも効果が低い。
5. 低酸素細胞を放射後有酸素状態にすると感受性が上昇する。

1. S 期細胞は放射線感受性が高い。　→ ○
2. 線量率が低いほど効果が高い。　　→ ×　線量率が高いほど効果が高い。
3. 腫瘍細胞の感受性は一定である。　→ ×　腫瘍細胞は有酸素、低酸素、無酸素状態
　　　　　　　　　　　　　　　　　　　　にあり、放射線感受性は一定ではない。
4. 1 回 4 Gy 照射は 2 Gy の 2 回照射よりも効果が低い。
　　　　　　　　　→ ×　照射効果は分割よりも 1 回照射の方が大きい。
5. 低酸素細胞を放射後有酸素状態にすると感受性が上昇する。
　　　　　　　　　→ ×　照射後に有酸素状態にしても放射線感受性は変わらない。
　　　　　　　　　　　　　　　　　　　　　　　　　　　解答　→ 2

Q085　正しいのはどれか。

1. 炭素線は X 線よりも LET が高い。
2. LET が高くなると RBE は増加する。
3. LET が高くなると OER は 3 に近づく。
4. 高 LET 放射線では DNA 修復が起きやすい。
5. 高 LET 放射線では殺細胞効果の細胞周期依存性が高い。

1. 炭素線は X 線よりも LET が高い。　　→ ○　炭素線 = RBE:2、X 線 = RBE:1
2. LET が高くなると RBE は増加する。　→ ×
3. LET が高くなると OER は 3 に近づく。　→ ×

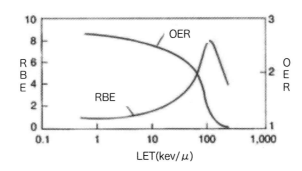

4. 高 LET 放射線では DNA 修復が起きやすい。
　　　　　　　　　→ ×　低 LET 放射線で DNA 修復が起きやすい。
5. 高 LET 放射線では殺細胞効果の細胞周期依存性が高い。
　　　　　　　　　→ ×　低 LET 放射線の方が高い。
　　　　　　　　　　　　　　　　　　　　　　　　　　　解答　→ 1

Q086　細胞周期で正しいのはどれか。

1. G_1 期の次が G_2 期である。
2. 正常細胞には G_0 期がない。
3. S 期には DNA 合成が行われる。
4. G_0 期の細胞は放射線感受性が高い。
5. 腫瘍細胞では M 期が S 期よりも長い。

1. G_1 期の次が G_2 期である。　　　→ ×
2. 正常細胞には G_0 期がない。　　　→ ×
3. S 期には DNA 合成が行われる。　→ ○
4. G_0 期の細胞は放射線感受性が高い。　→ ×
5. 腫瘍細胞では M 期が S 期よりも長い。　→ ×

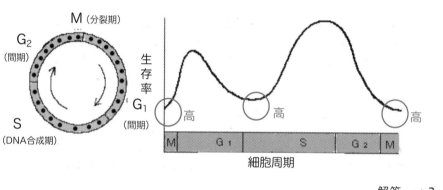

解答　→ 3

Q087　DNA に損傷を起こさないのはどれか。

1. X 線
2. 赤外線
3. 紫外線
4. 抗癌剤
5. 陽電子

1. X 線　　　→ ×
2. 赤外線　　→ ○
3. 紫外線　　→ ×
4. 抗癌剤　　→ ×
5. 陽電子　　→ ×

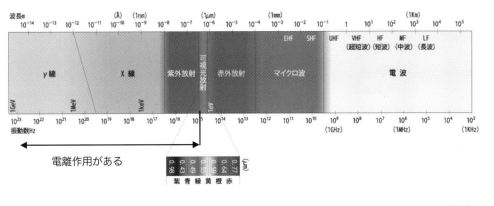

解答 → 2

Q088 放射線による DNA 二重鎖切断で正しいのはどれか。

1. 一重鎖切断よりも多くできる。
2. 相同組み換え修復機構がある。
3. 放射線以外では二重鎖切断は生成しない。
4. 相同組み換え修復は細胞周期に無関係である。
5. ピリミジン二量体が直接の原因で二重鎖切断が生成される。

1. 一重鎖切断よりも多くできる。　　　　→ × 生じにくい。
2. 相同組み換え修復機構がある。　　　　→ ○
3. 放射線以外では二重鎖切断は生成しない。　→ × 活性酸素等様々な因子がある。
4. 相同組み換え修復は細胞周期に無関係である。→ × 関係する。
5. ピリミジン二量体が直接原因で二重鎖切断が生成される。
　　　　　　　　　　　　　　　　→ × 二重鎖切断の原因は様々である。

解答 → 2

Q089 全身照射で期待されるのはどれか。2 つ選べ。

1. 免疫抑制
2. 感染防御
3. 再発予防
4. 抗腫瘍効果
5. 治療期間短縮

1. 免疫抑制　　　　→ ○
2. 感染防御　　　　→ ×
3. 再発予防　　　　→ ×
4. 抗腫瘍効果　　　→ ○
5. 治療期間短縮　　→ ×

〈X 線による全身照射法〉
・骨髄移植の前処置として行われる。
・白血病や再生不良性貧血などの難病治療に用いられる。
・目的は腫瘍細胞の根絶と免疫抑制効果による移植骨髄の拒絶防止である。
・多分割照射（例：13.2 Gy/11Fr/4d）で行う。
・致死線量 LD$_{50/30}$ 以上の線量を投与する。
・線量率は 5 〜 10 cGy/ 分程度である（放射線肺炎を防止するため）。
・合併症に放射線肺炎がある。

〈電子線による全体表面照射法〉
・一般に 4 〜 6 方向から照射
・頭頂、足裏などは線量不足になるため追加照射
・全体表面照射法は、皮膚悪性リンパ腫、菌状息肉腫の治療に用いられる。
・全身が照射されるように 6 方向（体位）より治療を行うが、1 日 3 体位として 2 日で 1 サイクルとなる。
・全ての皮膚に照射できるように、陰になる部分がないようにする。
・照射時間が長いので体を安定させる。

解答　→ 1、4

Q090　放射線治療で正しいのはどれか。2 つ選べ。

1. 腫瘍組織では回復が起こる。
2. 腫瘍組織では再増殖が起こる。
3. 正常組織では再酸素化が起こる。
4. 成人脳内の正常神経細胞では再分布が起こる。
5. 全治療期間が短縮するにしたがって加速再増殖が起こる。

1. 腫瘍組織では回復が起こる。　　　　　→ ○
2. 腫瘍組織では再増殖が起こる。　　　　→ ○
3. 正常組織では再酸素化が起こる。
　　　　　　　　　　　　　　　　→ ×　正常組織は均一な有酸素細胞の状態にある。
4. 成人脳内の正常神経細胞では再分布が起こる。

→ × 非再生系組織であり、再分布は起こらない。

5. 全治療期間が短縮するにしたがって加速再増殖が起こる。

→ × 長くすると再分布が起こる。

解答 → 1、2

Q091 放射線晩発障害はどれか。

1. 肺炎
2. 膀胱炎
3. 一時不妊
4. 皮膚後紅斑
5. 再生不良性貧血

1. 肺炎	→ × 早期障害
2. 膀胱炎	→ × 早期障害
3. 一時不妊	→ × 早期障害
4. 皮膚後紅斑	→ × 早期障害
5. 再生不良性貧血	→ ○ 晩期障害、慢性照射により起こり、潜伏期がある。

解答 → 5

Q092 放射線発癌で潜伏期が最も短いのはどれか。

1. 肺癌
2. 乳癌
3. 皮膚癌
4. 白血病
5. 甲状腺癌

1. 肺癌	→ × 数十年以上
2. 乳癌	→ × 数十年以上
3. 皮膚癌	→ ○ 数年〜数十年
4. 白血病	→ × 数十年以上
5. 甲状腺癌	→ × 数十年以上

解答 → 4

Q093 正しいのはどれか。

1. RALS は低線量率照射である。
2. ^{125}I 永久挿入は低線量率照射である。
3. 低線量率照射では酸素増感比が大きい。
4. 線量率が低下するほど細胞生存率は上昇する。
5. 低線量率照射とは 2 Gy/ 分以下の照射である。

1. RALS は低線量率照射である。　　　　　　　→ × RALS は高線量率照射
2. ^{125}I 永久挿入は低線量率照射である。　　　→ ○
3. 低線量率照射では酸素増感比が大きい。　　　→ × 小さい
4. 線量率が低下するほど細胞生存率は上昇する。 → × 低下する
5. 低線量率照射とは 2 Gy/ 分以下の照射である。 → ×

密封小線源治療の線量率線量率

	線量率	線源
高線量率 （HDR）線源	12 Gy/hr（0.2 Gymin）以上	^{192}Ir、^{60}C0
中線量率 （MDR）線源	2 〜 12 Gy/hr	^{137}Cs
低線量率 （CDR）線源	0.4 〜 2 Gy/hrs	^{125}I、^{103}Pd、^{192}Ir

解答　→ 2

Q094 正しい組み合わせはどれか。

1. 電子線　　　　——　　　低 LET 放射線
2. 陽子線　　　　——　　　高 LET 放射線
3. 速中性子線　　——　　　ブラッグピーク
4. π中間子線　　 ——　　　OER が大きい
5. 炭素線　　　　——　　　放射線損傷からの回復が大きい

1. 電子線　　　　——　　　低 LET 放射線　　→ ○
2. 陽子線　　　　——　　　高 LET 放射線　　→ × 低 LET 放射線
3. 速中性子線　　——　　　ブラッグピーク　　→ × ブラッグピークはない。
4. π中間子線　　 ——　　　OER が大きい　　→ × 小さい
5. 炭素線　　　　——　　　放射線損傷からの回復が大きい　　→ × 小さい

解答　→ 1

Q095　正しいのはどれか。

1. ヒトの卵子は Y 染色体を持つ。
2. アポトーシスは胎児でも起こる。
3. 細胞分裂で分裂期の染色体は核の中にある。
4. 染色体の主な構成成分は DNA と RNA である。
5. G_1 期と G_2 では細胞に含まれる DNA 量は等しい。

1. ヒトの卵子は Y 染色体を持つ。　　　　　　　　→ ×　XY：弾性　XX：女性
2. アポトーシスは胎児でも起こる。　　　　　　　　→ ○
3. 細胞分裂で分裂期の染色体は核の中にある。　　　→ ×　分裂期には角膜が消失する。
4. 染色体の主な構成成分は DNA と RNA である。　　→ ×　DNA 成分が主である。
5. G_1 期と G_2 では細胞に含まれる DNA 量は等しい。　→ ×　分裂して 2 倍になる。

解答　→ 1

Q096　全身性急性被曝による障害で最もしきい値が低いのはどれか。

1. 下痢
2. 脱毛
3. 皮膚炎
4. 白内障
5. リンパ球減少

1. 下痢　　　　　　→ ×
2. 脱毛　　　　　　→ ×
3. 皮膚炎　　　　　→ ×
4. 白内障　　　　　→ ×
5. リンパ球減少　　→ ○　0.25 ～ 0.5 Gy で出現

解答　→ 5

Q097　放射線発癌農地死亡率が最も低いのはどれか。

1. 肺癌
2. 乳癌
3. 白血病
4. 膀胱癌
5. 甲状腺癌

1. 肺癌　　　　→ ×
2. 乳癌　　　　→ ×
3. 白血病　　　→ ×
4. 膀胱癌　　　→ ×
5. 甲状腺癌　　→ ○

解答　→ 5

Q 098　放射線防護の効果を高める方法はどれか。

1. 1回線量を増やす。
2. 酸素濃度を上げる。
3. 温熱療法を併用する。
4. SH 基化合物を用いる。
5. 高 LET 放射線を用いる。

1. 1回線量を増やす。　　　　　→ ×
2. 酸素濃度を上げる。　　　　　→ ×
3. 温熱療法を併用する。　　　　→ ×
4. SH 基化合物を用いる。　　　→ ○　　放射線防護剤
5. 高 LET 放射線を用いる。　　→ ×

解答　→ 4

Q 099　低 LET 放射線と比較した場合、高 LET 放射線の特徴として正しいのはどれか。

1. 線量率効果が大きい。
2. OER が小さい。
3. RBE は同じである。
4. 潜在的障害からの回復が起きやすい。
5. 殺細胞効果の細胞周期依存性が大きい。

1. 線量率効果が大きい。　　　　　　　　→ ×
2. OER が小さい。　　　　　　　　　　→ ○
3. RBE は同じである。　　　　　　　　→ ×
4. 潜在的障害からの回復が起きやすい。　→ ×
5. 殺細胞効果の細胞周期依存性が大きい。→ ×

解答　→ 2

Q 100 直接作用が主体で DNA 損傷が生じるのはどれか。

- 1. 紫外線
- 2. γ 線
- 3. X 線
- 4. 電子線
- 5. 炭素線

1. 紫外線	→ ×
2. γ 線	→ ×
3. X 線	→ ×
4. 電子線	→ ×
5. 炭素線	→ ○　重粒子線

解答　→ 5

Q 101 X 線による細胞死で正しいのはどれか。

- 1. 低線量率照射では高線量率照射より生存率が低くなる。
- 2. 低酸素下照射では高酸素下より生存率は高くなる。
- 3. 照射された細胞は死亡まで細胞分裂しない。
- 4. アポトーシスは生体の防護機構として作用する。
- 5. アポトーシスは細胞の分裂死に分類される。

1. 低線量率照射では高線量率照射より生存率が低くなる。	→ ×
2. 低酸素下照射では高酸素下より生存率は高くなる。	→ ○
3. 照射された細胞は死亡まで細胞分裂しない。	→ ×　分裂死する。
4. アポトーシスは生体の防護機構として作用する。	→ ×　プログラム死亡
5. アポトーシスは細胞の分裂死に分類される。	→ ×　間期（非分裂）死

解答　→ 2

Q 102 放射線感受性の高い細胞の特徴でないのはどれか。

- 1. D_0 が小さい。
- 2. α / β 比が小さい。
- 3. 分裂指数が大きい。
- 4. 核 / 細胞質比が大きい。
- 5. 照射後のアポトーシスの頻度が高い。

1. D_0 が小さい。 → ×
2. α / β 比が小さい。 → ○ 感受性が低い
3. 分裂指数が大きい。 → ×
4. 核 / 細胞質比が大きい。 → ×
5. 照射後のアポトーシスの頻度が高い。 → ×

解答 → 2

Q103 幹細胞が直接関与しない放射線障害はどれか。

1. 不妊
2. 口内炎
3. 骨髄死
4. 腸管死
5. 肺線維症

1. 不妊 → × 幹細胞が存在する表皮に関係
2. 口内炎 → × 幹細胞が存在する表皮に関係
3. 骨髄死 → × 幹細胞が存在する表皮に関係
4. 腸管死 → × 幹細胞が存在する表皮に関係
5. 肺線維症 → ○

解答 → 5

Q104 半致死線量 $LD_{50/30}$ を被曝した時の主な死因はどれか。

1. 骨髄障害
2. 皮膚障害
3. 呼吸器障害
4. 消化器障害
5. 中枢神経障害

1. 骨髄障害 → ○ 4 Gy 程度の照射による死亡
2. 皮膚障害 → ×
3. 呼吸器障害 → ×
4. 消化器障害 → ×
5. 中枢神経障害 → ×

解答 → 1

105 放射線の影響で正しいのはどれか。

1. 遺伝的影響は確定的影響である。
2. 確率的影響の重篤度は線量に依存する。
3. 確率的影響の代表的疾患に白内障がある。
4. 早期障害では確率的影響はない。
5. 固形癌発生までの潜伏期間は白血病発生までより短い。

1. 遺伝的影響は確定的影響である。　　　　→ × 確率的影響
2. 確率的影響の重篤度は線量に依存する。　→ × 発生度が線量に関係
3. 確率的影響の代表的疾患に白内障がある。→ × 白内障は確定的影響
4. 早期障害では確率的影響はない。　　　　→ ○
5. 固形癌発生までの潜伏期間は白血病発生までより短い。　→ × 長い

解答　→ **4**

106 高 LET 放射線の特徴で誤っているのはどれか。

1. 分割効果が小さい。
2. 酸素増感比が小さい。
3. 生物学的効果が大きい。
4. 細胞周期の影響が大きい。
5. 亜致死損傷の回復が小さい。

1. 分割効果が小さい。　　　　→ ×
2. 酸素増感比が小さい。　　　→ ×
3. 生物学的効果が大きい。　　→ ×
4. 細胞周期の影響が大きい。　→ ○
5. 亜致死損傷の回復が小さい。→ ×

〈高 LET 放射線の特徴〉
・直接作用が主である。
・RBE が大きい。
・OER が小さい。
・温度効果が小さい。
・細胞周期の影響が小さい。
・放射線増感剤の効果が小さい。
・放射線防護剤の効果が小さい。

解答　→ **4**

診療放射線技師国家試験出題基準に基づく 国家試験対策シリーズ3
診療放射線技師学生のための
なんで なんで? どうして?
－放射線生物学－

価格はカバーに
表示してあります

2022年　1月　20日　第一版 第1刷 発行

著　者　　熊谷　孝三 ⓒ
　　　　　くまがい　こうぞう
発行人　　古屋敷　桂子
発行所　　株式会社 医療科学社
　　　　　〒 113-0033　東京都文京区本郷 3 － 11 － 9
　　　　　TEL 03(3818) 9821　　FAX 03(3818) 9371
　　　　　ホームページ　http://www.iryokagaku.co.jp
　　　　　郵便振替　00170-7-656570

ISBN978-4-86003-134-3　　　　　（乱丁・落丁はお取り替えいたします）

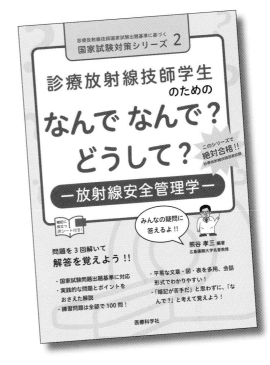

診療放射線技師国家試験出題基準に基づく国家試験対策シリーズ **1**

診療放射線技師学生のための

なんで なんで？ どうして？
― 放射線治療技術学 ―

著：熊谷 孝三（広島国際大学名誉教授）

診療放射線技師国家試験出題基準に基づいた国試対策シリーズ第1弾。学生の質問にクマ先生がわかりやすく応える Q&A。理解できているか確認するために、問題を解いてみてください。「なんで なんで？ どうして?」こうなるのかという答えは解説の中に見つけてください。Q&A を読む、問題を解く、解説を理解する、これを3回繰り返して、付属の赤シートで重要語句を暗記。最後は練習問題 150 問を3回解けたら、この教科は合格です。

医療科学社

WEB書店

他のWEB書店

● B5 判 290 頁　● 2 色刷・透明赤シート付き　● 定価（本体 3,800 円＋税）
● ISBN978-4-86003-131-2　● 2021 年 10 月刊

1. 癌治療総論
   腫瘍の病理と病期／癌治療の指針の基本／癌の予後因子

2. 放射線治療機器
   外部放射線治療装置／定位放射線照射装置／重粒子・陽子線照射装置等／密封小線源治療装置／非密封核種内用療法／治療計画装置／各種補助器具／品質保証、品質管理／安全管理

3. 吸収線量の評価
   治療用放射線計測の基礎／吸収線量計測法／外部 X 線、γ 線の線量量計算／外部電子線の線量計算／密封小線源 γ 線の線量計算／重粒子線の線量計算／投与線量の空間分布

4. 照射術式
   X 線、γ 線／電子線／粒子線／中性子線／密封小線源

5. 放射線治療
   正常組織と腫瘍の放射線感受性／放射線治療の目的／他の治療法との併用／放射線治療計画／時間的線量配分／各臓器腫瘍の放射線治療／有害事象〈有害反応・障害〉／記録、評価

6. 付属機器・関連用具

7. 練習問題（150 問）

iK 医療科学社

〒 113-0033　東京都文京区本郷 3 丁目 11-9
TEL 03-3818-9821　FAX 03-3818-9371　郵便振替 00170-7-656570
ホームページ　http://www.iryokagaku.co.jp

本の内容はホームページでご覧いただけます
本書のお求めは
WEB書店、最寄りの書店にお申し込みください。